Christoph Trapp

Homöopathie besser verstehen

Christoph Trapp

Homöopathie besser verstehen

- Was sie ist
- Wie sie wirkt
- Wo sie hilft

Unter Mitarbeit von

Gerhard Bleul
Arzt für Allgemeinmedizin und Homöopathie

Haug

Bibliografische Information der Deutschen Bibliothek
Die Deutsche Bibliothek verzeichnet diese Publikation in der Deutschen Nationalbibliografie; detaillierte bibliografische Daten sind im Internet über http://dnb.ddb.de abrufbar

Programmplanung: Dr. Elvira Weißmann-Orzlowski
Bearbeitung: Katharina Sporns
Fotos: Mauritius
Umschlagfotos: ZEFA (vorn), Mauritius (hinten)
Umschlaggestaltung: Cyclus · Visuelle Kommunikation, Stuttgart
Satz: Fotosatz H. Buck, 84036 Kumhausen
Druck und Verarbeitung: Westermann Druck Zwickau GmbH

www.haug-gesundheit.de

ISBN-3-8304-2096-X

1 2 3 4 5

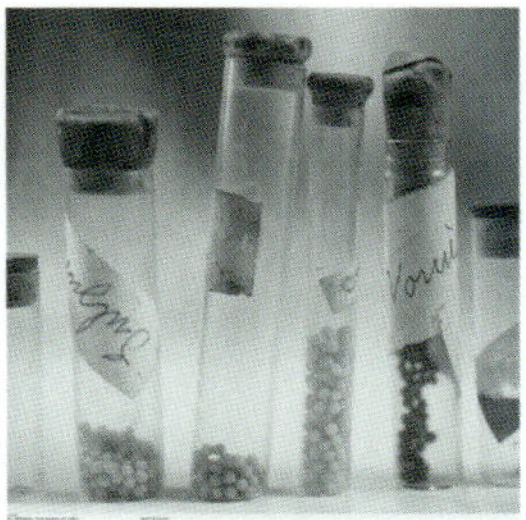

Theoretische Einführung in die Homöopathie

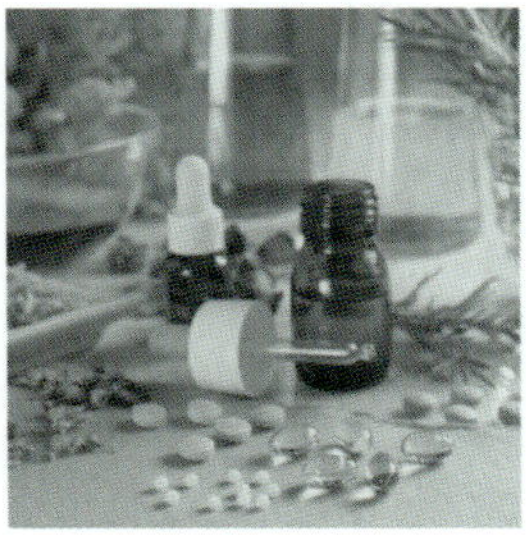

Anwendung der Homöopathie

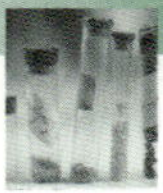

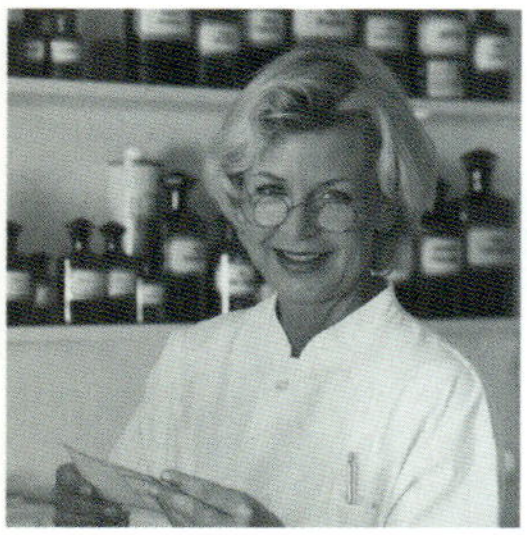

Was Sie noch über Homöopathie wissen sollten

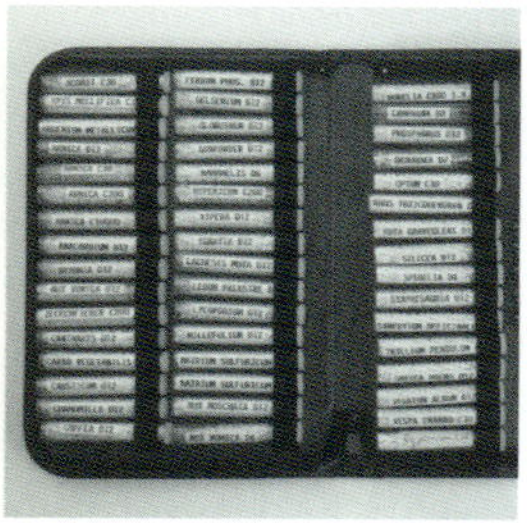

Auf einen Blick

Vorwort

„... ich glaube jetzt eifriger denn je an die Lehre des wundersamen Arztes, seitdem ich die Wirkung einer allerkleinsten Gabe so lebhaft gefühlt und immer wieder empfinde.“ Dies schrieb Johann Wolfgang von Goethe im September 1820 in einem Brief über Samuel Hahnemann. Seither haben sich noch viele prominente Patienten begeistert über die Homöopathie zu Wort gemeldet – aber auch die Kritiker schweigen nicht, die in der Homöopathie nur einen einzigen Betrug am Patienten sehen können. So geht es schon seit über 200 Jahren, doch inzwischen hat sich die Homöopathie zur beliebtesten besonderen Therapierichtung in Deutschland entwickelt. Das belegen Umfragen immer wieder und dafür gibt es viele gute Gründe. Doch was ist das eigentlich für eine Therapie, die antritt mit allerkleinsten Arzneimittelgaben, die am stärksten sind, wenn sie am höchsten verdünnt wurden? Die in der schnelllebigen Zeit viel Zeit braucht und auf dauerhafte Heilung ohne Nebenwirkung setzt? Viele Patienten wissen nicht so recht, was die Homöopathie eigentlich ist, und wie sie sich eine Behandlung vorstellen müssen. Oft ist es einfach der Wunsch nach einer Alternative zur Schulmedizin, die den Patienten in eine homöopathische Praxis kommen lässt. Doch wer sich mit der Homöopathie beschäftigen möchte, muss bereit sein, sein Denken in neue Bahnen zu lenken. Denn vieles von dem, was in der Schulmedizin alltägliche Praxis ist, gilt nicht in der Homöopathie. Hier gelten eigene Regeln und Abläufe und genau da setzt dieses Buch an.

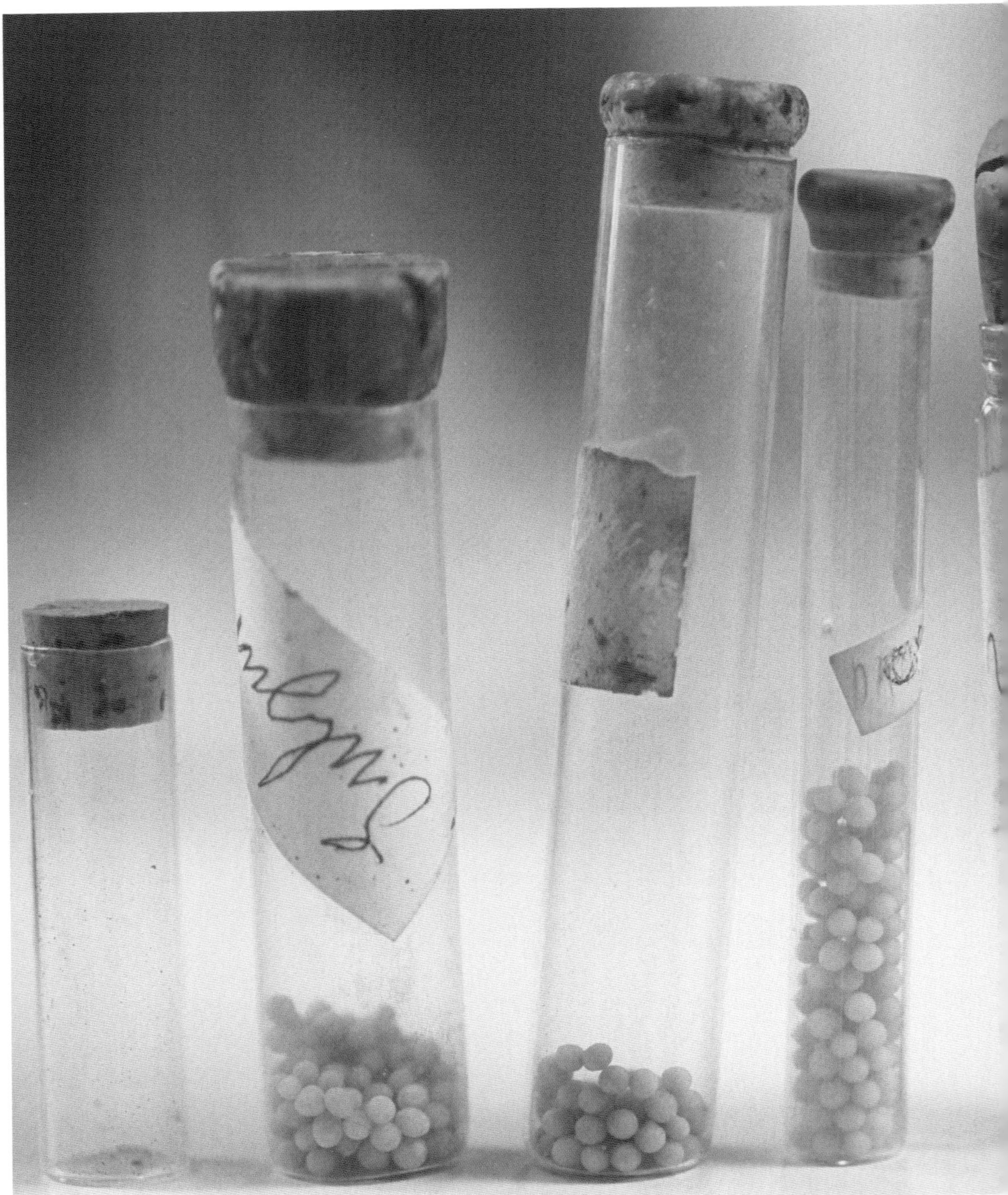

Theoretische Einführung in die Homöopathie

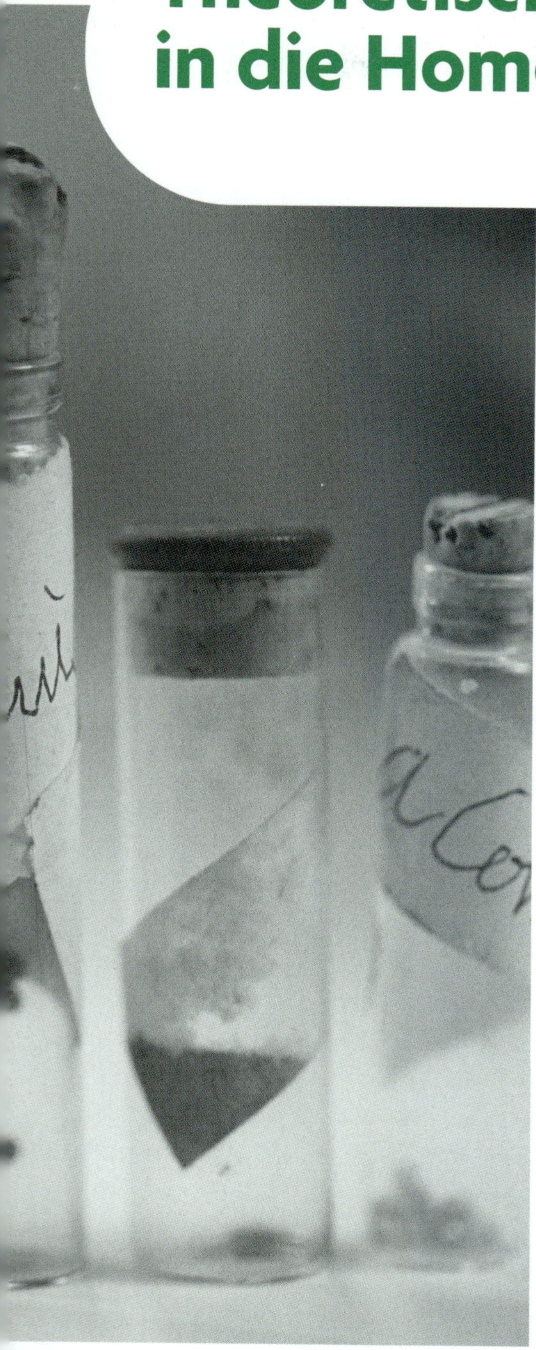

Die Homöopathie ist ein selbstständiges Therapiesystem. Es baut auf ganz eigenen Grundlagen auf, die sich zum Teil erheblich von dem aus der Schulmedizin Bekannten unterscheiden.

Samuel Hahnemann begründet die Homöopathie

Samuel Hahnemann (1755–1843), Doktor der Medizin, ist mit den Möglichkeiten der ärztlichen Heilkunst des ausgehenden 18. Jahrhunderts mehr als unzufrieden. Öffentlich wendet er sich gegen die zum Teil brachialen Methoden seiner Kollegen, die mit Aderlässen, Brech- und Abführkuren oder der Gabe von Medikamenten aus Arsen, Blei oder Quecksilber, ihre Patienten in den Tod schicken. Hahnemann lässt sich 1780 zwar als praktischer Arzt nieder, widmet sich aber hauptsächlich chemischen Studien, publiziert pharmazeutische Fachliteratur und übersetzt medizinische Fachbücher. Im Jahr 1790 arbeitet der aus Meißen stammende Hahnemann an der Übersetzung einer Arzneimittellehre des Schotten William Cullen. Der schreibt, dass aufgrund ihrer magenstärkenden Eigenschaften Chinarinde Malaria – das Wechselfieber – heilen könne. Diese Aussage bezweifelt Samuel Hahnemann und führt einen Selbstversuch durch: „Ich nahm des Versuchs halber etliche Tage zweimahl täglich jedesmahl 4 Quentchen gute China ein“, schreibt er und notiert sehr genau die Symptome, die er an sich feststellt: „Die Füße, die Fingerspitzen usw. wurden mir erst kalt, ich ward matt und schläfrig, dann fing mir das Herz an zu klopfen, mein Puls ward hart und geschwind; eine unleidliche Ängstlichkeit, ein Zittern (aber ohne Schaudern), eine Abgeschlagenheit durch alle Glieder ...“ Hahnemann kennt viele dieser Krankheitszeichen, da er selber schon einmal an Malaria erkrankt war. Nach diesem ersten Selbstversuch kommt Hahnemann zu dem Schluss, dass Chinarinde Malaria deshalb heile, da sie bei einem Gesunden die Symptome hervorrufe, an denen ein Kranker leide. Diese Erkenntnis weckt in ihm den Forschergeist. Sechs Jahre führt er nun viele Arzneimittelprüfungen an sich und an seiner Familie durch und hält akribisch jede körperliche oder psychische Reaktion fest. 1796 veröffentlicht Hahnemann in einer Fachzeitschrift die ersten Ergebnisse seiner Forschungen und begründet damit eine neue Heilweise: die Homöopathie. Der Begriff setzt sich aus den griechischen Wörtern homoios (ähnlich) und pathos (Leiden) zusammen.

Am Anfang war der Selbstversuch

Samuel Hahnemanns berühmter Selbstversuch mit der Chinarinde wird als der Beginn der Homöopathie angesehen.

Die Grundlagen der Homöopathie

Wer sich mit der Homöopathie beschäftigen möchte, muss bereit sein, sein Denken in neue Bahnen zu lenken. Denn vieles von dem, was in der Schulmedizin alltägliche Praxis ist, gilt nicht in der Homöopathie. Hier gelten eigene Regeln und Abläufe in der Behandlung, die jeder Patient vor einer Behandlung wissen sollte. Die wichtigsten sind:

Ähnlichkeitsregel

Similia similibus curentur – Ähnliches werde durch Ähnliches geheilt. Die Ähnlichkeitsregel ist das Grundprinzip der Homöopathie. Nur das homöopathische Arzneimittel kann wirken, das in einer Prüfung am Gesunden die Symptome hervorgerufen hat, an denen der Erkrankte leidet. Kaffee kann das Mittel gegen Schlaflosigkeit sein und die Zwiebel als homöopathische Arznei zubereitet, kann einen Schnupfen heilen, bei dem die Augen tränen und jucken und ein wässriges, wundmachendes Nasensekret entsteht und man einen ständigen Niesreiz hat. Das Ähnlichkeitsprinzip wurde bereits im Grundsatz in den Schriften der Ärzte Hippokrates (460–377 v.Chr.) und Paracelsus (1493–1541) beschrieben.

Homöopathische Grundsätze

Nach den drei Grundsätzen – der Ähnlichkeit, der Arzneiprüfung und der Potenzierung – werden homöopathische Arzneien seit mehr als 200 Jahren angewandt.

Arzneimittelprüfung

Um festzustellen, welche Beschwerden oder Krankheiten ein Mittel erzeugen und damit auch heilen kann, werden von gesunden Menschen homöopathische Arzneimittel eingenommen. Alle Symptome dieser so künstlich erzeugten Krankheit werden vom Prüfer notiert. Die Sammlung verschiedener Prüfungen ergeben eine umfassende Beschreibung der Wirkung des Mittels, das so genannte Arzneimittelbild.

Homöopathische Erstanamnese – die Fallaufnahme

Eine homöopathische Fallaufnahme braucht Zeit. Genau müssen die aktuellen Beschwerden, die gesamte Persönlichkeit des Patienten, die früheren Krankheiten und die der Familie erfragt werden. Besonders aufschlussreich sind für den Therapeuten der Geistes- und Gemütszustand des Patienten, seine Ess-, Trink- und Schlafgewohnheiten.

Individuelle Mittelwahl

Fragen über Fragen

Um die passende Arznei zu finden, fragt man in der Homöopathie nach dem Wo, Wie und Wann der Störung.

Keine Krankheit gleicht einer anderen, deshalb wird in jedem Krankheitsfall das geeignete homöopathische Arzneimittel individuell für den Patienten gewählt. Ausschlaggebend sind die spezifischen Symptome und die Persönlichkeitsmerkmale des Erkrankten, die in der Erstanamnese erhoben werden. In der Regel wird nur ein homöopathisches Einzelmittel zu einer Zeit genommen. Dass homöopathische Arzneien ausschließlich individuell gewählt werden, vergrößert die Heilungschancen erheblich.

Homöopathische Arzneimittel

Die typische homöopathische Arzneiform sind die Globuli. Kleine Zuckerkügelchen, die mit dem jeweiligen Wirkstoff benetzt wurden. Es gibt homöopathische Mittel aber auch in flüssiger Form, als Milchzucker-Tabletten und eher selten als Salben, Zäpfchen und Injektionslösungen.

Definition der Homöopathie ...

... des Deutschen Zentralvereins homöopathischer Ärzte e.V.

Die Homöopathie ist eine Arzneitherapie, die von dem deutschen Arzt Samuel Hahnemann (1755–1843) Anfang des 19. Jahrhunderts entwickelt wurde. Ihre wichtigsten Merkmale sind die gezielte Arzneimittelwahl mit Hilfe der Ähnlichkeitsregel, die sich nach den individuellen Krankheitszeichen und Persönlichkeitsmerkmalen des Patienten richtet, sowie die Verwendung der Arzneimittel in potenzierter Form.

Das Wort Homöopathie ist abgeleitet aus den griechischen Stämmen homoios = ähnlich, und pathos = Leiden, Krankheit. Bereits in den Schriften der Schule von Hippokrates findet sich in dem Buch „Von den Stellen des Menschen" die folgende Formulierung: „Durch das Ähnliche entsteht die Krankheit und durch Anwendung des Ähnlichen wird die Krankheit geheilt." Samuel Hahnemann hat dieses Ähnlichkeitsprinzip systematisch ausgebaut, klinisch erprobt, erfolgreich praktiziert und im „Organon der Heilkunst" veröffentlicht:

„Durch Beobachtung, Nachdenken und Erfahrung fand ich, dass im Gegentheile von der alten Allopathie die wahre, richtige beste Heilung zu finden sey in dem Satze: Wähle, um sanft, schnell, gewiss und dauerhaft zu heilen, in jedem Krankheitsfalle eine Arznei, welche ein ähnliches Leiden für sich erregen kann, als sie heilen soll."

Es war Hahnemanns erklärte Absicht, die ärztliche Praxis auf eine wissenschaftliche Grundlage zu stellen, die er konsequent und unter Anwendung aller damals verfügbaren medizinischen Kenntnisse und Methoden in die Tat umsetzte. Dabei arbeitete er als einer der ersten in der jüngeren Geschichte mit systematischer Arzneimittelprüfung, Beobachtung und Dokumentation.

Krankheit und Gesundheit

Komplexe Erkrankungen

Selbst mit der Homöopathie kann nur der Mensch geheilt werden, dessen Körper noch auf den Heilreiz reagiert.

WICHTIG

Die Homöopathie ist kein Allheilmittel, sie kann nur helfen, wenn die äußeren Umstände eine Heilung zulassen. Wer im Dauerstress lebt, eine Zigarette nach der nächsten raucht und lieber anderen Menschen beim Sport zusieht, als sich selbst zu bewegen, bei dem wird es die Homöopathie schwer haben.

In der Homöopathie wird eine Krankheit als eine Störung aufgefasst, die den ganzen Menschen betrifft. Nicht das einzelne Symptom – etwa ein Hautausschlag – wird behandelt, sondern der Mensch in seiner Gesamtheit. Dazu gehört auch, dass ein Mensch frei ist von zum Beispiel sozialen Ängsten, die ihn in seinem Beruf oder in der Schule behindern. Die verstimmte Lebenskraft ist, nach Dr. Samuel Hahnemann, die Ursache dafür, warum der Mensch erkrankt. Das kann sich auf vielfältige Weise äußern. Zu verschiedenen Zeiten können unterschiedliche Beschwerden an verschiedenen Orten auftreten. Scheinbar handelt es sich um jeweils abgeschlossene Krankheiten, die ohne innere Zusammenhänge auftreten. Tatsächlich aber sind sie Ausdruck eines Leidens und müssen entsprechend behandelt werden. Deshalb verordnet der homöopathische Arzt nicht für jedes einzelne Symptom eine Arznei, sondern lediglich ein homöopathisches Einzelmittel für die Gesamtheit der Symptome. Bei sehr komplexen Erkrankungen können bis zur Heilung durchaus verschiedene Arzneimittel zum Einsatz kommen, jedoch nie gleichzeitig. Viele Patienten kommen häufig erst nach Jahren in die Praxis eines homöopathischen Arztes oder einer homöopathischen Ärztin, weil die bisherigen Therapieversuche Stückwerk waren und das Ziel, die vollständige Wiederherstellung der Gesundheit, nicht erreicht worden ist.

Da Krankheit in der Homöopathie nicht als isoliertes Problem gesehen wird, wird der Zustand, den man als gesund bezeichnet, auch auf den ganzen Menschen bezogen. Harmonieren Körper, Geist und Seele, ist der Mensch gesund. Mit den Worten Hahnemanns ausgedrückt: „Im gesunden Zustande des Menschen waltet die geistartige, ... belebende Lebenskraft unumschränkt und hält alle seine Theile in bewundernswürdig harmonischem Lebensgange in Gefühlen und Thätigkeiten, ..."

Die Weltgesundheitsorganisation (WHO) hat 1946 Gesundheit recht ähnlich definiert. Danach ist gesund, wer in einem Zustand völligen körperlichen, geistigen, seelischen und sozialen Wohlbefindens lebt.

Lebenskraft – Motor des Lebens

Wenn im Frühling die Pollen von Gräsern und Bäumen fliegen, leiden viele Menschen an Symptomen, die an einen ausgemachten Schnupfen erinnern. Den meisten Menschen können die Pollen jedoch nichts anhaben.

Grassiert wieder in einer Stadt eine Magen-Darm-Erkrankung, erwischt es nicht automatisch jeden, der mit den Erregern in Kontakt kommt. Nicht jedes Kind erkrankt an einer Grippe, auch wenn es vielleicht schon die halbe Klasse erwischt hat.

Oder in der Berufswelt: Viele Menschen werden durch Überbelastung und Stress am Arbeitsplatz krank, andere kommen erst richtig in Schwung, wenn möglichst viel – und womöglich alles gleichzeitig – zu tun ist.

Hahnemann ging der Frage nach, warum der eine Mensch erkrankt, der andere aber nicht. Er kam zu dem Schluss, dass alle Lebensfunktionen des Organismus von einer Kraft, der Lebenskraft oder Dynamis, gesteuert werden. Diese Energie befähigt erst den Organismus zur Selbsterhaltung, auch zur Selbstheilung, und verleiht allem Lebenden auch etwa das Empfindungsvermögen. Nicht Viren, Pollen oder Bakterien sind demnach die eigentliche Krankheitsursache, sondern die verstimmte oder aus dem Lot geratene Lebenskraft, die den Nährboden für die verschiedensten Krankheiten bietet. Deshalb verschieben sich Symptome und tauchen an anderen Orten wieder auf, wenn sie nur lokal behandelt oder unterdrückt werden. Die Lebenskraft wieder ins Gleichgewicht zu setzen, die Selbstheilungskräfte des Organismus anzuregen, den richtigen Impuls zu setzen, das ist die Aufgabe der homöopathischen Arzneimittel.

WICHTIG

Gegen Stress, Viren, Bakterien, Pilze, Pollen oder Milben führt der menschliche Organismus einen ständigen Abwehrkampf.

Akute und chronische Krankheiten

Eine akute Krankheit befällt den Körper plötzlich und zwingt ihn zu reagieren. Die Symptome sind häufig Nasensekret, Schweißausbrüche, Hautausschläge, Durchfall oder Schleim, der abgehustet werden muss. Gerade diese leichteren akuten Krankheiten – aber auch Verletzungen – bieten sich für die Selbstmedikation an und können schnell – wenn das richtige Mittel gewählt wurde – geheilt

Gesundheit ist Ordnung

Heilen heißt, Ordnung schaffen, um körperliche, seelische und geistige Kräfte zu harmonisieren.

Homöopathie heilt

Sowohl akute als auch chronische Erkrankungen können gleichermaßen homöopathisch behandelt werden.

werden. Zum Beispiel die typischen Urlaubserkrankungen wie etwa Durchfall, Reiseübelkeit, Insektenstiche oder auch Sonnenbrand. Oder auch gegen Husten, Schnupfen, Heiserkeit oder das Zahnen der Kinder finden sich in der homöopathischen Hausapotheke die passenden Globuli. Oftmals verschwinden während einer akuten Erkrankung die Symptome einer chronischen Krankheit, diese kehren jedoch dann nach dem Ausheilen der akuten Erkrankung schnell wieder zurück.

Verletzungen und Wunden

Bei Verletzungen muss grundsätzlich schnell entschieden werden, ob ein Arzt oder eine Ärztin hinzugezogen werden muss. Aber auch bis zum Eintreffen des Arztes oder begleitend – etwa bei einer Operation – können homöopathische Arzneimittel den Heilungsverlauf fördern. Das wichtigste homöopathische Verletzungsmittel ist Arnica, Bergwohlverleih. Ganz gleich ob bei Prellungen, Blutungen oder Muskelverletzungen, Arnica ist meistens das Mittel der Wahl. Auf die ausführliche Fallaufnahme muss natürlich im akuten Fall verzichtet werden. Bei einer Wunde spielen beispielsweise für die Arzneifindung folgende Aspekte eine Rolle: Handelt es sich um eine Schnitt- oder Stichverletzung, wie sehen die Wundränder aus und wie stark ist die Blutung? Schon nach 15 Minuten sollte in akuten Fällen eine Verbesserung eintreten. Erst wenn sich nach anfänglicher Besserung kein weiterer Fortschritt zeigt, sollte das Mittel frühestens nach 15 Minuten wiederholt werden, beim dritten Mal frühestens nach 30 Minuten. Bei Bedarf bis zu viermal am Tag zu wiederholen. Die Wirkung jeder Gabe muss abgewartet werden.

WICHTIG

Der Deutsche Zentralverein homöopathischer Ärzte (DZVhÄ) empfiehlt bei der Selbstbehandlung für alle homöopathischen Medikamente die Potenz C12. Eine Gabe sind 2–3 Globuli.

Hauptgebiet der Homöopathie

Die chronischen Krankheiten sind die eigentliche Domäne der Homöopathie. Allerdings sind sie nicht für die Selbstbehandlung geeignet, da es sich um sehr komplexe Erkrankungen handelt, die der Organismus auch nicht aus eigener Kraft heilen kann. Viele Patienten finden häufig erst nach Jahren den Weg in eine homöopathische Praxis, nachdem alle möglichen schulmedizinischen Verfahren nicht geholfen haben. Sie gelten in der Schulmedizin als austherapiert, was so viel heißt wie: ihnen ist nicht mehr weiterzuhelfen. Weit fortgeschrittene chronische Erkrankungen, zum Beispiel Asthma, Migräne oder Neurodermitis, können auch homöopathisch nicht von heute auf morgen geheilt werden. Aber sie können geheilt werden! Jedoch bedarf es sowohl vom Patienten als auch vom Behandler häufig viel Geduld und gegenseitiges Vertrauen, um die langwierige Behandlung zu einem erfolgreichen Abschluss zu bringen. Denn der Weg zur Heilung kann mit Hindernissen übersät sein. Durch die Einnahme einer homöopathischen Arznei kann es anfangs manchmal zu einer Verschlimmerung der Krankheitssymptome kommen. Dass dies ein gutes Zeichen ist, muss erst verstanden werden. Oder es ist möglich, dass bei einem Asthma-Patienten, der auf dem Weg der Besserung ist, plötzlich ein schon fast vergessener Hautausschlag zu blühen anfängt. Ein solcher Hautausschlag steht oft am Anfang einer chronischen allergischen Erkrankung und erscheint zum Ende des Heilungsverlaufs erneut, denn die Symptome bilden sich bei erfolgreicher Therapie in der umgekehrten Reihenfolge ihres Auftretens zurück. In der Homöopathie wird dann nicht ein Hautausschlag und ein Asthma parallel behandelt, sondern die Symptomatik in ihrer Gesamtheit gesehen.

Bei der Behandlung von chronischen Krankheiten kommen in aller Regel die hohen Potenzen oder Q-Potenzen zum Einsatz.

Auf jeden Fall zum Arzt

Chronische Krankheiten sollten in jedem Fall von einem erfahrenen Homöopathen behandelt werden.

Möglichkeiten und ...

Die Homöopathie ist bei fast allen Erkrankungen oder Verletzungen eine geeignete Therapie. Selbst dort, wo sie nicht mehr heilend wirkt, unterstützt oder lindert sie, zum Beispiel bei einer intensivmedizinischen Behandlung.

Es werden einerseits akute Krankheiten und Störungen wie beispielsweise virale Infekte der oberen Luftwege, akute Magen-Darm-Infekte, Blähungskoliken bei Säuglingen und Unruhezustände homöopathisch behandelt.

Andererseits sind gerade die chronischen Krankheiten oft Anlass für eine homöopathische Behandlung. Beispiele dafür sind Infektanfälligkeit, allergische Krankheiten wie Neurodermitis, Heuschnupfen und Asthma bronchiale, wiederkehrende Kopf- oder Bauchschmerzen ohne nachweisbare Ursache, häufig wiederkehrende Harnwegsinfektionen, Bettnässen, Krampfanfälle, Tics, Verhaltensstörungen oder die begleitende Therapie bei Krebs. Auch die gefürchtete Hirnblutung bei Früh- und Neugeborenen kann homöopathisch begleitet werden.

Jedoch steht und fällt der Erfolg einer homöopathischen Behandlung mit der Erfahrung des Behandlers, der die schwierige Aufgabe hat, das eine passende und individuell gewählte Mittel für seinen Patienten zu finden.

Selbstheilungskräfte motivieren

Homöopathische Medikamente setzen Heilreize, welche die Selbstheilungskräfte des Organismus mobilisieren.

Die Homöopathie ist eine Reiztherapie. Das homöopathische Arzneimittel gibt einen Impuls, der den Organismus zu einer Reaktion zwingt, der die Heilung auslöst. Voraussetzung aber ist, das der Organismus überhaupt noch in der Lage ist, auf den Reiz zu reagieren. Ist die Lebenskraft des Patienten bereits sehr stark geschwächt oder erschöpft, wird sie gar nicht oder nur noch kaum auf den Arzneireiz reagieren können.

Erfolgreich kann die Homöopathie bei den folgenden Krankheitsbildern sein, da hier in aller Regel die Voraussetzungen gegeben sind, die nötig sind, um auf Reize zu reagieren:

- psychovegetative Störungen, zum Beispiel Schlafstörungen, Ängste oder Depressionen,
- funktionelle Erkrankungen, wie Migräne, Menstruationsstörungen oder hoher oder niedriger Blutdruck,
- allergische Erkrankungen, etwa Heuschnupfen, Ekzeme oder Asthma,
- entzündliche Erkrankungen, soweit sie noch nicht zu Organveränderungen geführt haben: unter anderem Nebenhöhleninfekte, Blasenentzündungen und entzündliche Darmerkrankungen.

Die Homöopathie kann uns das ganze Leben begleiten. Sie wirkt sanft, aber tiefgreifend beim Baby genauso wie bei älteren Menschen.

Vielfältige Homöopathie

Die Homöopathie ist eine vielfältige medizinische Methode, die – richtig angewendet – schnell, ohne Nebenwirkungen und dauerhaft heilen kann. Das Spektrum deckt die akuten und die chronischen Krankheiten ab, auch kleinere oder größere Verletzungen können homöopathisch behandelt werden. Doch die Homöopathie ist nur so gut wie der, der sie anwendet. Vom Säugling bis ins hohe Alter kann sie uns und unseren Haus- oder Nutztieren gute Dienste leisten. Ein paar Beispiele:

Kranke Kinder homöopathisch heilen

Die meisten Kinderkrankheiten können mit Hilfe der Homöopathie behandelt – und bei sachgerechter Anwendung – auch schnell und nebenwirkungsfrei geheilt werden. Das liegt mit daran, dass bei Kindern die Krankheitssymptome viel klarer auftreten und dass sie noch nicht mit so vielen Arzneimitteln und schädlichen Umwelteinflüssen in Kontakt gekommen sind wie Erwachsene. Kinder werden anders krank als Erwachsene. Oft sind sie bei einer akuten Infektion plötzlich sehr krank, haben hohes Fieber und es geht ihnen wirklich schlecht. Nach zwei Tagen aber sind sie wieder putzmunter. Das zeugt von einem sehr starken Immunsystem, das von der passenden homöopathischen Arznei unterstützt wird. Aber nicht alle Kinder verfügen über eine solch ausgezeichnete Konstitution. Dies kann viele Gründe haben: Das Erbgut kann verantwortlich sein oder eine schlechte Ernährung, Impfungen können nicht vertragen worden sein oder eine Dauermedikation. Aber auch die soziale Situation des Kindes kann sich nachhaltig auf seine Gesundheit auswirken. Diese Kinder leiden häufig unter Erkältungen und Ohrenentzündungen, haben Allergien oder Verdauungsprobleme. In der Schule fallen sie wegen ihrer schlechten Konzentration und wegen häufigen Wutausbrüchen oder unsozialem Verhalten auf. Ihnen kann die Homöopathie helfen, allerdings nicht von heute auf morgen.

Homöopathie für Kinder

Von A bis Z, von Angst bis Zahnen, hilft die Homöopathie Ihrem Kind.

Die klassischen Kinderkrankheiten

Für die Behandlung der klassischen Kinderkrankheiten eignet sich nichts besser als die Homöopathie. Masern, Röteln, Mumps, Windpocken, Keuchhusten oder andere durch Viren oder Bakterien verursachte Erkrankungen können im Gegensatz zur Schulmedizin mit Hilfe der Homöopathie sehr gut behandelt werden. Der Krankheitsverlauf wird erleichtert und abgekürzt. Nach fünf bis zehn Tagen ist die Krankheit in der Regel überstanden und die natürlich erworbene Immunität schützt bei den meisten dieser Krankheiten ein Leben lang vor einer erneuten Ansteckung.

Homöopathische Arzneimittel für Kinder

Für Kinder gibt es in der Homöopathie keine speziellen Arzneimittel. Es gibt weder bei der Potenzwahl noch bei der Häufigkeit und Größe der Gabe Unterschiede zu der Anwendung bei Erwachsenen.

Homöopathie für Frauen

Die Methode für Frauen

Laut Umfragen lassen sich mehr Frauen als Männer homöopathisch behandeln.

Vor allem Frauen sind von den Vorzügen der Homöopathie überzeugt. Dem ganzheitlichen Therapieansatz, der Körper, Geist und Seele als Einheit sieht, können Frauen besser als Männer folgen. Das zeigen Umfragen. Viele typische Frauenleiden oder Erkrankungen, etwa das prämenstruelle Syndrom oder Wechseljahrsbeschwerden, lassen sich sehr gut homöopathisch heilen, da gerade sie vielfältige Symptome im körperlichen, seelischen und geistigen Bereich aufweisen: Hitzewallungen, trockene Haut, Ängste, Schlafstörungen, depressive Verstimmungen, Antriebsstörungen, Kopfschmerzen und Einsamkeitsgefühle. In der homöopathischen Praxis werden diese vielen verschiedenen Symptome, die die Hormonumstellung in den Wechseljahren mit sich bringen kann, nicht isoliert behandelt, sondern in ihrer Gesamtheit betrachtet und behandelt.

WICHTIG

Häufig werden homöopathische Mittel nach festem Schema zur Vorbeugung vor Komplikationen während der Entbindung eingenommen. Davon ist jedoch abzuraten, da jede Schwangere – genauso wie jeder Patient auch – eine individuelle Behandlung braucht.

Ein anderes typisches Betätigungsfeld der klassischen Homöopathie sind Schwangerschaft und Geburt. Treten während der Schwangerschaft etwa Sodbrennen auf oder ist der Schwangeren morgens regelmäßig übel, kann die Homöopathie helfen. Auch während der Geburt kann die Homöopathie gute Dienste leisten, da ihre Arzneimittel – den Regeln entsprechend angewendet – weder Mutter noch Kind schaden. Werden während einer Geburt Blutungen befürchtet, kann Arnica, Bergwohlverleih, in einmaliger Gabe bei Wehenbeginn genommen werden. Auch anhaltende Blutungen nach der Entbindung können homöopathisch behandelt werden, ebenso kann die Heilung eines Damm- oder Kaiserschnittes unterstützt werden.

Seelische Beschwerden in der homöopathischen Praxis

Viele Patienten mit seelischen Beschwerden finden ihren Weg in die homöopathische Praxis, da wohl in kaum einem anderen Bereich der Medizin das Zusammengehören von Körper und Seele selbstverständlicher ist als in der Homöopathie. Neben den körperlichen Symptomen werden auch ganz besonders psychische Symptome wie etwa Ängste, Wünsche oder Enttäuschungen ernst genommen und mit in die Behandlung einbezogen.

Andere Patienten, die ihre Hoffnung in die Homöopathie setzen, haben seit Jahren ein Leiden, für das bisher keine Ursache gefunden werden konnte. Es gibt viele körperliche Beschwerden, die so genannten psychosomatischen Leiden, die ihren Ursprung in der Psyche haben. Diese Erkrankungen können zum Beispiel Krampfanfälle sein, die genau eine Epilepsie imitieren, oder Schmerzsyndrome, Gehstörungen, Blasenentzündungen oder vaginale Blutungen. Diesen Patienten kann nur erfolgreich geholfen werden, wenn die seelische Ursache des körperlichen Leidens aufgedeckt wird. Anderenfalls werden sie vielleicht immer weiter Tabletten schlucken oder sich gar operieren lassen.

Hoffnung auf Heilung

Für Menschen mit psychosomatischen Krankheitsbildern bietet die Homöopathie größte Hoffnung auf Heilung, da sie Körper und Geist nicht trennt.

... Grenzen der homöopathischen Behandlung

Die Homöopathie ist kein Allheilmittel. Sie hat ihre Grenzen, wie jede andere medizinische Methode auch. Diese Grenzen müssen zum Wohl des Patienten bekannt sein. Aber noch andere Aspekte können dazu führen, dass eine Behandlung mit Homöopathie nicht zum gewünschten Erfolg führt.

Die Homöopathie wird nicht helfen können, wenn der Patient nicht in der Lage ist, seine Krankheitssymptome wahrzunehmen und zu beschreiben. Hilfreich ist, wenn der Patient weiß, wie die Behandlung in der Homöopathie funktioniert, damit er sie aktiv – aber auch kritisch – begleiten kann. Denn nur, wer eine Erstverschlimmerung richtig einschätzen kann, wird auch das nötige Vertrauen zum Behandler und die erforderliche Geduld für eine eventuell langwierige

Kein Allheilmittel

Wie jede Heilmethode hat die Homöopathie Grenzen, die jedem Anwender oder Behandler bekannt sein sollten.

Therapie aufbringen. Dies gilt etwa für chronische Erkrankungen, die jahrelang schulmedizinisch unterdrückt wurden. Eine eindeutige Grenze hat die Homöopathie, wenn es um operative chirurgische Eingriffe geht. Hier kann die Homöopathie jedoch zur Wundbehandlung begleitend eingesetzt werden.

Die Homöopathie ist eine Erfahrungswissenschaft. Wer mit ihr erfolgreich therapieren möchte, braucht eine ausreichend lange Erfahrung in der Praxis, eine fundierte und anerkannte Ausbildung, sehr gute Kenntnisse des großen Arzneimittelschatzes und muss sich regelmäßig fortbilden. Doch auch mit den menschlichen Fähigkeiten steht und fällt der Behandlungserfolg, denn nur wer eine vertrauensvolle Beziehung zu seinem Patienten herzustellen vermag, Einfühlungsvermögen besitzt und in der Gesprächsführung geschult ist, wird die vielfältigen Möglichkeiten der Homöopathie ausreizen können.

WICHTIG

Die Homöopathie als Methode hat dort ihre Grenze, wo die Ähnlichkeitsregel – Ähnliches werde durch Ähnliches geheilt – nicht funktioniert. Hat der Patient keine individuellen Symptome oder kann er sie nicht beschreiben, kann kein Arzneimittel gefunden werden.

Nicht alle Erkrankungen lassen sich homöopathisch behandeln. Sind zum Beispiel wichtige Funktionen eingeschränkt und Gewebe oder Organe zerstört, kann die homöopathische Arznei keine Reize mehr auslösen. Dies gilt zum Beispiel für Erkrankungen der Herzklappen oder narbige Veränderungen am Magenausgang nach wiederholten Magengeschwüren. Auch sind degenerative Erkrankungen, wie etwa die Parkinsonsche Erkrankung, nicht homöopathisch zu heilen.

Der Arzneimittelschatz der Homöopathie besteht zur Zeit aus etwa 2.500 Mitteln in den verschiedenen Potenzen. Doch kann es passieren, dass im Einzelfall eine zuverlässige Arzneimittelprüfung fehlt und keine praktischen Erfahrungen bei einem eher selten verordneten Mittel zur Verfügung stehen. Darüber hinaus können verschiedene Heilungshindernisse die feinstoffliche Wirkung der homöopathischen Arznei aufheben.

Grenzen der homöopathischen Behandlung

- Krankheitssymptome können nicht beschrieben werden,
- Krankheitssymptome werden nicht wahrgenommen,
- Erstverschlimmerung wird als Fehler des Behandlers gedeutet,
- Behandler hat nicht genug Kenntnisse und/oder Erfahrungen,
- Organe oder Gewebe sind zerstört,
- degenerative Erkrankung liegt vor,
- Heilungshindernisse heben die Wirkung der homöopathischen Arznei auf.

Übersicht:

Homöopath, wer ist das?

In Deutschland wird die Homöopathie professionell von zwei verschiedenen Berufsgruppen angeboten. Obwohl die Ausbildungswege von Heilpraktikern und Ärzten grundsätzlich andere sind, gibt es bei den Bezeichnungen häufig Verwirrung.

Ärzte mit der Zusatzbezeichnung „Homöopathie“

Arzt oder Homöopath?

Es haben in Deutschland etwa 4.500 Ärztinnen und Ärzte die Zusatzbezeichnung Homöopathie.

Ärztinnen und Ärzte mit der Zusatzbezeichnung Homöopathie sind keine Heilpraktiker, keine Naturärzte und auch keine Ärzte für Naturheilverfahren oder ähnliches. Die vielen verschiedenen Begriffe geraten oft wild durcheinander. Dabei gibt es einen definierten Weg, wie ein Mediziner zur Zusatzbezeichnung Homöopathie kommt: Die Weiterbildung Homöopathie, die Inhalte werden von den Landesärztekammern vorgeschrieben, wird berufsbegleitend zur Praxis durchgeführt. Die Ausbildung beginnt also erst nach der Approbation zur Ärztin oder zum Arzt und nicht an der Universität. Sie dauert insgesamt drei Jahre. Nach erfolgreichem Abschluss, kann die Zusatzbezeichnung auf das Praxisschild geschrieben werden. In der Weiterbildung werden die theoretischen Grundlagen der Homöopathie erarbeitet, zahlreiche Arzneimittelbilder kennen gelernt und miteinander verglichen, die homöopathische Fallaufnahme, die Anamnese, erlernt. Über Fallvorstellungen, die erfahrene Begleitung beim Behandeln eigener Fälle, eventuell auch durch Hospitationen werden die Teilnehmer einer Weiterbildung langsam an die praktische Arbeit herangeführt.

WICHTIG

Selbsterfahrung: Die Ärzte können freiwillig an einer Arzneimittelprüfung teilnehmen und begeben sich im Verlauf der Weiterbildung meist selbst in eine homöopathische Behandlung. So erfahren sie die Wirkung der Homöopathie am „eigenen Leib“.

Viele Ärzte beginnen die Weiterbildung Homöopathie, nachdem sie einige Jahre so praktiziert haben, wie sie es an der Universität und im Krankenhaus gelernt haben. Der Grund für die Weiterbildung ist meistens eine tiefe Unzufriedenheit mit der herrschenden Medizin – vergleichbar mit der Situation Dr. Samuel Hahnemanns – unter anderem, dass häufig nur Symptome bekämpft werden, Krankheiten aber nicht ausheilen.

Heilpraktiker

Heilpraktiker legen eine Prüfung beim örtlichen Gesundheitsamt ab, die Voraussetzung für die weitere Ausbildung in Homöopathie ist. Es gibt jedoch weder eine geregelte Aus- oder Weiterbildung für die Homöopathie noch ist der Begriff der Homöopathie geschützt. Er kann auf das Praxisschild geschrieben werden, ohne dass eine entsprechende Ausbildung nachgewiesen werden muss. Verschiedene Verbände im Bereich der Homöopathie bieten eine sehr qualifizierte Homöopathie-Ausbildung für Heilpraktiker an.

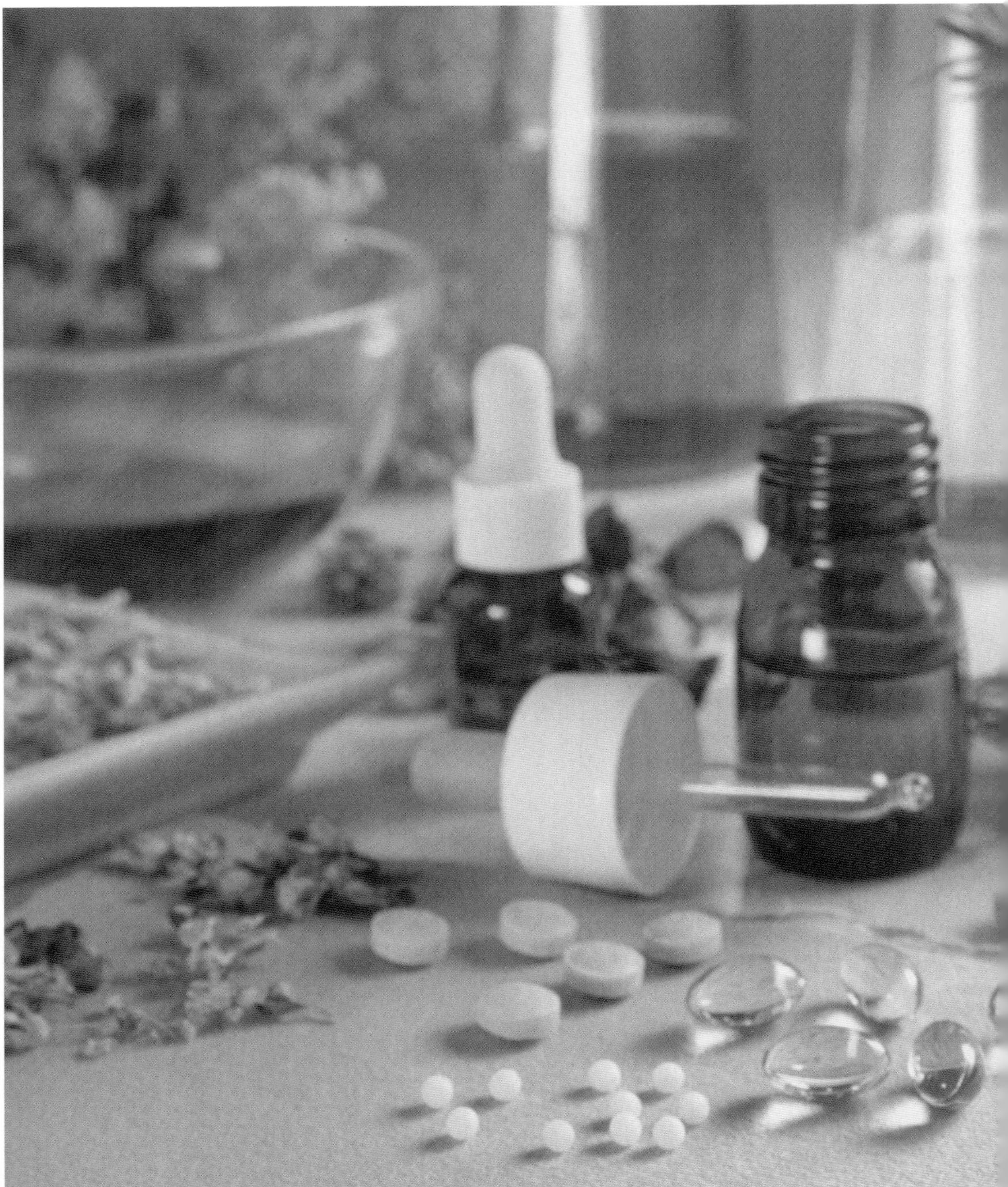

Anwendung der Homöopathie

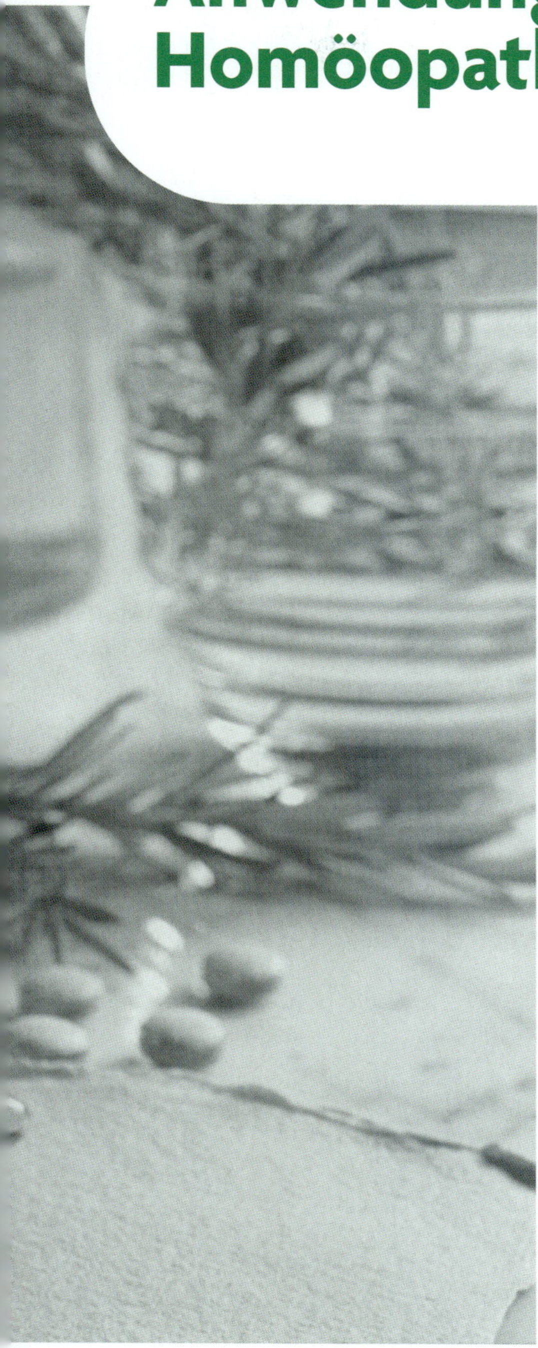

Wie ein Detektiv setzt der Behandler Symptom für Symptom zusammen, um das individuelle Krankheitsbild des Patienten zu erhalten. Denn nur wenn die Ähnlichkeitsregel beachtet wird, kann die Arznei helfen.

Homöopathische Behandlung in der Praxis

Die homöopathische Behandlung hebt sich stark von dem ab, was man aus dem herkömmlichen Medizinbetrieb kennt: Hier werden in der Fallaufnahme die Eckdaten aus der Krankheitsvorgeschichte erfragt, vielleicht auch stichwortartig die Krankheiten in der Familie und das aktuelle Beschwerdebild. Daraus wird eine Arbeitsdiagnose erstellt, mit der die weitere Therapie bestimmt wird. Die Fragen zielen auf die Krankheit und nicht auf die Person des Patienten ab. Die individuellen Umstände der Symptome spielen keine maßgebliche Rolle, sind eher störend, Charakterzüge und Persönlichkeitsmerkmale des Patienten interessieren praktisch nicht. Durch Standardisierung und durch die völlig andere Fragestellung kommt die Schulmedizin mit einem Bruchteil der Zeit einer homöopathischen Erstanamnese aus.

Die Kunst der Homöopathie

Den Menschen in seiner Gesamtheit zu erfassen, die Erstanamnese durchzuführen, wird oft als Kunst bezeichnet.

In der Homöopathie wird viel Zeit für das Erstgespräch mit dem Patienten benötigt. Im Schnitt sollten zwei Stunden eingeplant werden. Die Erstanamnese stellt den Beginn einer jeden klassischen homöopathischen Behandlung dar. Dies gilt für chronische und wiederkehrende Krankheiten. Bei akuten Erkrankungen oder Verletzungen muss die Arzneifindung schnell gehen, hier gelten andere Regeln.

Homöopathische Fallaufnahme – die Erstanamnese

Der Ablauf einer homöopathischen Erstanamnese ist nicht willkürlich, sie besteht aus verschiedenen Elementen. Allerdings ist sie in Aufwand und Inhalt abhängig vom jeweiligen Patienten und seinem Krankheitsfall. Im Verlauf der Anamnese entsteht ein Gesamtbild des Patienten, welches die Grundlage für die Wahl des individuell passenden homöopathischen Einzelmittels ist. Im Grunde beginnt die Anamnese mit dem ersten Händedruck von Patient und Therapeut, denn auch das Verhalten und Aussehen eines Menschen geben wertvolle Informationen für die Arzneimittelfindung.

Spontanbericht

Am Anfang der Fallaufnahme steht der Spontanbericht des Patienten. Hier erzählt er alles, was er an Symptomen an sich festgestellt hat. Möglichst genau und vollständig ungestört und in freier Rede sollte berichtet werden, auch wenn sich vielleicht manches banal und nebensächlich anhört. Es gibt auch unangenehme Wahrheiten oder peinliche Symptome und Verhaltensweisen, die auf den Tisch müssen, damit das entstehende Gesamtbild ein realistisches wird. Der Behandler wird den Bericht nicht unterbrechen, sich aber ununterbrochen Notizen machen.

Nach diesem Spontanbericht wird es noch viele offene Fragen geben, die der Patient – bei kleinen Kindern die Eltern – zu beantworten hat. Es geht zum Beispiel um Fragen zur Lebensgeschichte, zu Erkrankungen in der Familie und der gesamten Krankheitsvorgeschichte. Darüber hinaus interessieren die so genannten Modalitäten, dies sind die verschlechternden und bessernden Einflüsse und Situationen, von jedem Symptom.

Zum passenden Mittel

Ziel der Anamnese ist es, dem vollständig erfassten Bild des erkrankten Menschen ein passendes Arzneimittelbild gegenüberzustellen.

Nachgefragt

Wenn der Patient seinen Spontanbericht beendet hat, wird sofort gezielt nachgefragt. Jetzt kommt es auf die gute Beobachtungsgabe des Erkrankten und auf die geübte Fragetechnik des Therapeuten an. Durch mehrere Fragenkomplexe, die für die Arzneiwahl entscheidend sind, müssen sich die Beteiligten nun durcharbeiten, die Geist- und Gemütssymptome, die Allgemeinsymptome, Lokalsymptome und die Umstände der Erkrankung.

Was hat diesen Menschen krank gemacht?

Die erste und wichtigste Frage lautet: Was hat diesen Menschen krank gemacht?

Bei einer akuten Mittelohr-Entzündung eines Kleinkindes zum Beispiel könnten diese verschiedenen Ursachen die Erkrankung ausgelöst haben:

War es ein kalter Wind; sind es Beschwerden bei der Zahnung; waren es die nassen Haare nach dem Schwimmbad; ist ein anhaltender Schnupfen aufs Ohr geschlagen; ist es der Kummer bei der Trennung der Eltern oder ist es die Erwartungsangst vor dem Geigenvorspiel in der Musikschule?

BEISPIEL

Bei Rückenschmerzen eines erwachsenen Patienten kann es etwa folgende Auslöser geben:
War es vielleicht die Überanstrengung nach ungewohnter körperlicher Arbeit; die Abkühlung nachdem er nass geschwitzt oder im Regen nass geworden war; waren es die kalten Füße oder hatte er Ärger, der ihm unter die Haut ging?

Wer ist der erkrankte Mensch? Geist- und Gemütssymptome

Wenn die Frage nach dem Auslöser der Krankheit geklärt ist, wird in der zweiten Fragen nachgeforscht, wer ist der erkrankte Mensch? Um diese Frage zu beantworten, interessieren vor allem die so genannten Geist- und Gemütssymptome des Patienten.

Was bringt ihn zum Weinen; welche Lebensbereiche machen ihn wütend; wo sitzt – vielleicht seit Jahren oder Jahrzehnten – ein Kummer, über den er nie gesprochen hat oder wo man es aufgegeben hat, darüber zu klagen, weil an den Tatsachen ja doch nichts zu ändern ist.

Der Therapeut wird sich die Frage stellen, ob er einen seelisch gesunden und robusten Menschen vor sich sitzen hat, der auf die Anforderungen des täglichen Lebens vernünftig und adäquat reagiert oder ob es sich um einen extrem ängstlichen Menschen handelt, der sehr empfindlich ist und leicht gekränkt werden kann. Hat er nah am Wasser gebaut oder kann er im Gegenteil vielleicht gar nicht weinen, selbst, wenn er es wollte?

Der Behandler wird darauf achten, wie der Patient seine Geschichte beschreibt. Lacht er zum Beispiel, wenn er etwas Lustiges erzählt oder lacht er, wenn er berichtet, dass er als Kind täglich von seinem alkoholisierten Vater verprügelt wurde.

Welche Rolle spielt die Sexualität? Wird das sexuelle Bedürfnis chronisch unterdrückt?

Die Frage nach den Eigenarten

Einem Menschen geht es immer morgens nach dem Aufwachen die ersten Stunden nicht gut. Er ist ein richtig schlecht gelaunter Mor-

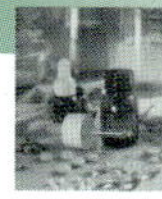

genmuffel, der morgens nur in Ruhe gelassen werden möchte. Am liebsten würde er bis mittags schlafen. Wenn er wach wird, fühlt er sich wie gerädert, ist noch todmüde und kommt nicht in die Gänge. Jeden Morgen nimmt er sich vor, abends früher ins Bett zu gehen. Doch es bleibt bei dem Vorhaben, denn sobald die Sonne untergeht, wird er hellwach. Die beste Konzentration hat er abends und nachts.

Für diesen Menschen ist es ganz typisch, dass es ihm – und zwar schon immer – morgens schlecht geht.

Ein anderes Beispiel:

Das Allgemein-Symptom für Menschen, die sich nur fit und ausgeglichen fühlen, wenn sie sich beim Sport so richtig verausgaben können, aber müde, schlapp und depressiv sind, wenn sie nicht regelmäßig Sport treiben, wird genannt: kräftige Bewegung bessert.

Vordergründig haben diese Eigenheiten gar nichts mit der Krankheit des Menschen zu tun. Sie sind aber von größtem Interesse, um den Patienten in seiner ganzen Individualität kennen zu lernen und möglichst viele Eigenschaften herauszubekommen, damit das Arzneimittel gefunden werden kann, das in seinem Arzneimittelbild eine möglichst große Ähnlichkeit zum Patienten aufweist. Deshalb wird die Fragerei in der Anamnese auch noch einige Zeit weiter gehen. Wie sieht es mit den Schlafgewohnheiten aus; gibt es Träume, die sich wiederholen? Oder zum großen Thema Vorlieben und Abneigungen bei Speisen und Getränken. Schwitzt oder friert der Patient leicht und welches Klima, welche Jahreszeit, welche Tageszeit sind die liebsten? Bei Frauen interessieren den Therapeuten vor allem alle Besonderheiten vor, während und nach der Periode und Auffälligkeiten im Zusammenhang mit einer Entbindung und in der Stillzeit.

Erforschen der allgemeinen Symptome

Die Allgemein-Symptome sind charakteristisch für den Menschen. Es sind die Eigenarten, die diesen Patienten ausmachen, sie sind weitere wichtige Indizien für die Arzneimittelwahl.

Lokalsymptome, von Kopf bis Fuß abgefragt

Beim Kopf beginnend und bei den Füßen endend, werden alle möglichen Symptome ermittelt. Das können Krankheitssymptome, wie etwa ein Ekzem in den Ellenbeugen oder Magenschmerzen nach Paprika oder Kaffee, aber auch ein Fußpilz oder regelmäßige Menstruationsschmerzen sein. Zu den Lokalsymptomen zählen aber auch Dinge, die der Patient nicht für behandlungsbedürftig hält. Zum Beispiel ein Muttermal oder Warzen, aber auch sehr früh ergrautes Haar oder Schwangerschaftsstreifen. Da auch etwa die senkrechten Stirnfalten oder Rillen in den Fingernägeln zu diesen Symptomen zählen, kann man sich vorstellen, dass die Anzahl von Lokalsymptomen nahezu unbegrenzt ist.

Den Umständen der Krankheit auf der Spur

INFO

Wichtig für den Homöopathen sind auch die Bedingungen, unter denen die Beschwerden sich ändern, die so genannten Modalitäten.

Bei diesem Fragenkomplex geht es um die so genannten Modalitäten der Erkrankung. Das sind die Umstände, die zur Verbesserung oder Verschlechterung des Krankheitszustands führen. Erzählt werden soll, was man instinktiv tut, ohne darüber nachzudenken, damit es einem besser geht und was man automatisch vermeidet, um eine Verschlechterung zu vermeiden.

Zum Beispiel verschiedene Modalitäten bei Rückenschmerzen: Ein Mensch muss sich bewegen, weil er das stille Liegen im Bett nicht aushält, ein anderer vermeidet die geringste Bewegung. Welche Stellung oder Lage bevorzugt oder vermeidet er im Bett? Vielleicht kann er nur auf dem Bauch liegen oder er muss im Sitzen schlafen? Dem einen tut Wärme gut, dem anderen Kälte. Geht es einem im Laufe des Tages immer besser oder im Gegenteil immer schlechter? Oder sind die Schmerzen tagsüber erträglich und quälen hauptsächlich nachts? Ist der Patient mürrisch, abweisend und gereizt oder ist er weinerlich und trostbedürftig?

Die Schritte nach der Anamnese

In einer homöopathischen Arztpraxis wird nach der Erstanamnese oft noch eine körperliche und technische Untersuchung gemacht. Durch die klinische Diagnostik und den eventuellen gezielten Einsatz technischer Mittel wird die Untersuchung präzisiert. Eine weitergehende Such- oder Ausschlussdiagnostik ist selten notwendig. Dadurch werden Risiken und Kosten vermindert, ohne die diagnostische Präzision einzubüßen. Patienten mit Störungen ohne dauerhafte Organveränderungen können vor riskanten und unergiebigen diagnostischen Prozeduren und einem möglichen Festhalten an körperlichen Erklärungsversuchen bewahrt werden. Der direkte Weg von der homöopathischen Erstanamnese über die Fallanalyse zum individuell gewählten Arzneimittel erlaubt einen sofortigen gezielten Therapiebeginn, selbst wenn weitere diagnostische Schritte notwendig sein sollten.

Fallanalyse

Wenn die Anamnese abgeschlossen und alle für die weitere Behandlung notwendigen Daten erhoben sind, wird der Behandler den Fall analysieren. Wie ein Detektiv begibt sich der homöopathische Therapeut auf Spurensuche, um aus der Vielzahl der Symptome und Beobachtungen ein Ganzes zu machen, mit dem Ziel, das eine individuelle Arzneimittel zu finden. Der Patient nimmt daran nicht mehr teil. Nun werden alle Informationen des Krankheitsfalls gesichtet und in ihrer Bedeutung bewertet. Die charakteristischen Symptome, also die Beschwerden und besonderen Ausprägungen, die den Einzelfall von vergleichbaren Fällen unterscheiden, werden ausgewählt und gewichtet und in eine Rangliste gebracht. Nicht alle Symptome sind für die Arzneifindung gleich wertvoll. Der Therapeut hat während der Anamnese nicht nur gut hingehört, was der Patient erzählt hat, sondern auch wie er von den Krankheitszeichen sprach und sich entsprechende Notizen gemacht. So ist es ein deutlicher Hinweis auf die Arznei, wenn das Symptom oder die Modalität spontan und präzise genannt wird. Es liegt auf der Hand, dass es einen Unterschied macht, wie der Patient mit einer Halsentzündung die Frage nach der bevorzugten Temperatur von Getränken beantwortet: Antwortet er nach einigem Überlegen zögernd „vielleicht trinke ich am liebsten einen lauwarmen Tee“ oder formuliert er ganz direkt und präzise: „Ich will und ertrage nur kalte Getränke. Nur sie lindern den Halsschmerz.“ Diese Modalität – Halsschmerz besser durch kalte Getränke – wurde spontan und präzise geäußert und wird dadurch zum wahlanzeigenden Symptom.

Der gute Weg

In der Fallanalyse werden Merkmale der Beschwerden und Beobachtungen gewichtet, um so das richtige Medikament zu finden.

Ein anderer Aspekt zur Bewertung von Symptomen ist, seit wann sie bestehen. Je länger ein Symptom schon besteht, umso hochwerti-

Ein hoher Stellenwert

Besonders die ungewöhnlichen, nicht logisch erklärbaren Symptome sind wichtig bei der Wahl der Arznei.

ger ist es. Wenn ein Mensch aus ethischen Gründen kein Fleisch isst, wird er im Laufe der Zeit eine Abneigung oder sogar eine Fleischunverträglichkeit entwickeln. Diese Aversion ist erklärbar und hat für die Arzneiwahl kaum eine Bedeutung. Erinnert sich dagegen ein anderer Mensch daran, dass er schon als Kind und Jugendlicher immer wieder Ärger mit seinen Eltern hatte, weil er Fleisch vehement ablehnte, dann besteht diese Abneigung gegen Fleisch erstens schon sehr lange und ist zweitens logisch nicht erklärbar. Dieses Symptom ist ein Allgemeinsymptom, was schon seit der frühesten Kindheit unverändert besteht, und hat damit einen hohen Stellenwert.

Ein anderes Kriterium ist, wenn ein Symptom nicht richtig erklärbar ist, wenn es sonderbar oder gar komisch ist, dann kann es ein Hinweis auf die Arznei sein.

Wurde ein Patient als Kind von einem Hund gebissen und hat nun eine starke Angst vor Hunden, dann ist dies erklärlich und damit nicht wichtig für die Arzneiwahl.

Diese Angst ist zwar ein Geist- und Gemütssymptom, aber Angst vor dem kleinsten Pinscher – grundlos und schon immer – ist dagegen ein hochwertiges Geist- und Gemütssymptom.

In der Bewertung der Symptome gibt es eine klare Rangfolge: Geist- und Gemütssymptome haben den höchsten Stellenwert, Allgemeinsymptome und allgemeine Modalitäten sind wiederum wichtiger als Lokalsymptome und lokale Modalitäten. Für alle Symptome und Modalitäten, die für die Erhebung wichtig sind, gilt, dass sie deutlich, präzise und spontan geäußert werden und womöglich schon lange bestehen.

Repertorisation – die Suche nach der Ähnlichkeit

Nachdem nun alle Symptome ausgewählt und gewichtet sind, wird in einem Symptomenlexikon, in dem die zugehörigen Arzneimittel aufgelistet sind, das Mittel herausgesucht, das in seinem Arzneimittelbild die größte Ähnlichkeit zu den Symptomen des Patienten aufweist. Diesen Arbeitsschritt nennt man Repertorisation, das Lexikon Repertorium. Es gibt verschiedene Hilfsmittel – gemäß der Zeit sind verschiedene Software-Programme auf dem Markt – die diese Arbeit des Homöopathen unterstützen. Der Zeitaufwand für die Mittelsuche kann eine Stunde und mehr sein. Nun werden die wichtigsten Arzneimittel aus der Repertorisation in einem letzten Schritt mit den Arzneimittellehren – der so genannten Materia medica – verglichen. Dies sind Verzeichnisse der Symptome und Indikationen der einzelnen Arzneien. Die Beschreibungen der Mittel in der Materia medica sind bei den großen Mitteln sehr ausführlich. Zum Beispiel nimmt Arnica, Bergwohlverleih, als das homöopathische Verletzungsmittel mehrere Seiten ein. Bei anderen Mitteln, etwa Lamium album, weiße Taubnessel, kommt die Beschreibung mit wenigen Zeilen aus. Der direkte Vergleich der in Frage kommenden Mittel mit dem vorliegenden Krankheitsfall führt zur Festlegung der ersten Mittelgabe.

WICHTIG

Ergebnis: Nachdem der Homöopath mit verschiedenen Hilfsmitteln die passende Arznei identifizieren konnte, werden Potenz und Dauer der Einnahme festgelegt.

Das verordnete Arzneimittel

Nach der Auswahl des passenden Arzneimittels für den individuellen Krankheitsfall wird die Anwendungsweise – meistens in Form von Globuli oder Tropfen – die Potenz und die Art der Wiederholung festgelegt. Die D- und C-Potenzen werden in der Regel einmalig gegeben und erst nach einer Verlaufsanalyse – nach deutlicher Wirkung und Wiederauftreten von Beschwerden – wiederholt. Die Q- oder LM-Potenzen werden anfänglich regelmäßig gegeben, in Menge und Intervall aber an den Einzelfall angepasst.

Erstverschlimmerung als gutes Zeichen

Wenn die homöopathische Arznei eingenommen ist, kann Unerwartetes passieren: Vorübergehend können sich die bestehenden Symptome kräftig verschlechtern, es kann sogar passieren, dass eine längst vergessene Krankheit kurz wieder auflebt. Diese Reaktion der Lebenskraft ist positiv, da sie ein Zeichen dafür ist, dass die arzneiliche Information verstanden und ein Prozess in Gang gekommen ist. Ob überhaupt und wann eine solche Erstverschlimmerung auftritt, hängt ganz von der Konstitution des Patienten, vom Mittel und der Potenz ab. Es gibt auch kein Schema, wie die Reaktion bei einem bestimmten Arzneimittel ist und wie lange sie dauert. Äußern kann sich eine solche Erstreaktion sowohl körperlich als auch psychisch: Möglich sind Stimmungsschwankungen oder eine große Müdigkeit, der Erkrankte wird vielleicht sehr reizbar oder weinerlich, schwitzt stark oder muss sich erbrechen, auch kann es zu Kopf-, Rücken- oder Gliederschmerzen kommen.

Die Erstreaktion muss unterschieden werden von einer Zunahme der Krankheitssymptome, wenn das verordnete Mittel nicht das passende war, und von eventuell neuen Symptomen einer Zwischenerkrankung. Wenn Beschwerden nach einer Arzneigabe über längere Zeit anhalten oder sich stark verschlimmern, muss der Patient mit dem Therapeuten Kontakt aufnehmen.

Auf dem richtigen Weg

Erstverschlimmerungen sind nicht als schädliche Wirkung der Arznei zu bewerten, sondern als Zeichen der richtigen Arzneiwahl.

Heilungsverlauf

Bei schon lange bestehenden chronischen Erkrankungen kann sich auch der Prozess der Heilung über einen längeren Zeitraum hinziehen. Oft bessert sich das allgemeine Befinden im Verlauf einer Erstverschlimmerung. Die Lokalbeschwerden hingegen verschlechtern sich. Der zeitliche Heilungsverlauf in der Homöopathie ist so individuell wie der Mensch, der behandelt wird. Die Art und Weise aber, wie die Heilung erfolgen soll, unterliegt einer Gesetzmäßigkeit: der Heringschen Regel. Diese Regel – nach ihrem Entdecker Constantin Hering (1800–1880) benannt – besagt, dass bei der Heilung einer Krankheit die Symptome „von oben nach unten, von innen nach außen und in der umgekehrten Reihenfolge ihres Auftretens“ verschwinden werden.

Von oben nach unten: Ein Hautausschlag heilt demnach zuerst am Oberkörper ab, bevor auch die Beine und später die Füße keine Symptome mehr zeigen.

Von innen nach außen: Die Heilung beginnt bei der Psyche, geht über zu den lebenswichtigen inneren Organen, es folgt der Bewegungsapparat und zum Schluss heilt die Haut.

In der umgekehrten Reihenfolge ihres Auftretens: Jüngere Krankheiten heilen vor schon seit längerem bestehenden Erkrankungen ab.

Der Regel folgend, wird die Krankheitsgeschichte des Patienten rückwärts aufgerollt.

Ein Heilungsverlauf entsprechend der Heringschen Regel zeigt eine besonders gute und tiefe Arzneiwirkung.

Verlaufsanalyse

Nachdem die erste Arzneimittelgabe genommen wurde, muss die Mittelwirkung genau beobachtet werden. Die Wirkung jeder Gabe muss detailliert beurteilt werden, bevor sie wiederholt oder aber durch eine andere Arznei ersetzt wird. Manchmal müssen die Ergebnisse der Erstanamnese überprüft oder an einer bestimmten Stelle noch einmal hinterfragt werden. Dazu ist in jedem Fall ein neuer Kontakt des Patienten mit seinem Therapeuten nötig. Dies geht in manchen Fällen telefonisch, muss aber eine zweite Verordnung oder eine dritte Verordnung erarbeitet werden, geschieht dies nach denselben Prinzipien: Folgeanamnese, Symptomwahl, Repertorisation, Vergleich mit den Arzneimittellehren, Festlegung der Arzneigabe.

Individualität vor Regel

Im Sinne der Individualität trifft die Heringsche Regel nicht bei allen homöopathischen Heilungsverläufen zu.

Eine ausführliche Erstanamnese ist, wie das Wort sagt, nur zu Beginn einer homöopathischen Behandlung erforderlich. Die weiteren im Behandlungsverlauf erforderlichen diagnostischen Gespräche mit dem Patienten werden als Folgeanamnesen bezeichnet. Folgeanamnesen sind immer bei einer Veränderung der Symptomatik oder bei mangelhafter Wirksamkeit der eingeleiteten Therapie erforderlich. Auch bei einem guten Behandlungsverlauf im Sinne einer Verbesserung der Symptomatik ist in gewissen Abständen, zu Beginn einer Therapie chronischer Erkrankungen schon nach drei bis sechs Wochen, eine Folgeanamnese notwendig. Bei Auftreten einer neuen Erkrankung oder bei einem wesentlichen Wandel in der Symptomatik wird in der Regel eine neue Erstanamnese notwendig.

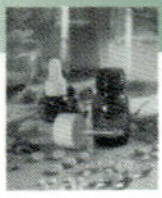

Übersicht:

Behandlung beim Homöopathen

Erstanamnese: Gesamtbild des Menschen wird erfasst
- möglichst genauer Spontanbericht des Patienten
- Homöopath fragt nach, um herauszufinden:
  - Was hat krank gemacht?
  - Welches sind die Besonderheiten in Geist und Gemüt des Erkrankten?
  - Was sind die körperlichen Besonderheiten?
  - Unter welchen Bedingungen ändern sich die Symptome?

Repertorisation: Für den Patienten wird ein Mittel gesucht, das möglichst genau den Symptomen entspricht
- Erstreaktion – kann, aber muss nicht erfolgen

Heilung
- akute Beschwerden verbessern sich schnell
- chronische Beschwerden heilen über längeren Zeitraum
- Lokalbeschwerden können sich verschlimmern
- erfolgt nach „Heringscher Regel"

Die homöopathische Behandlung zu Hause

Die Selbstmedikation mit homöopathischen Arzneimitteln erfreut sich einer großen Beliebtheit. Gerade für leichtere akute Erkrankungen und Verletzungen ist die homöopathische Selbstbehandlung wie geschaffen.

Wird die Homöopathie richtig angewendet, können Nebenwirkungen ausgeschlossen werden – doch ihr sind Grenzen gesetzt. Diese zu kennen, ist eine Voraussetzung für die erfolgreiche Therapie. Die Behandlung chronischer Krankheiten etwa gehört in die Hand des Spezialisten. Ein längeres erfolgloses Herumdoktern muss unbedingt vermieden werden, denn dies kann zu einer Verschlimmerung der Erkrankung führen. Eine homöopathische Arznei sollte spätestens nach zweimaliger Gabe eine Verbesserung des Krankheitszustands bewirken, tut sie es nicht oder geht es dem Kranken zunehmend schlechter, muss professioneller Rat hinzugezogen werden. Auch sollten während einer homöopathischen Behandlung einer chronischen Krankheit keine zusätzlichen Arzneimittel ohne Absprache mit dem Behandler genommen werden.

Zu-Hause-Homöopathie

Natürlich kommt die Homöopathie zu Hause ohne Stunden dauernde Erstanamnese aus, doch trotzdem darf die Individualität von Patient bzw. Arznei nicht vernachlässigt werden.

Indikationen

Bewährte Indikationen sind Therapieempfehlungen für den Hausgebrauch. Zum Beispiel: Fieber wird mit Belladonna, Tollkirsche, behandelt, eine Magenverstimmung mit Nux vomica, Brechnuss, und bei Verletzungen soll Arnica, Bergwohlverleih, gegeben werden. Die Homöopathie kommt in der Selbstbehandlung mit einer vereinfachten Fallanalyse aus. Aber auch eine bewährte Indikation muss nach individuellen Gesichtspunkten verordnet werden. Denn nur die Arznei, die dem Gesamtbild der Symptome am ähnlichsten ist, wird helfen. Eine gute Beobachtungsgabe und ein wenig medizinischer Sachverstand sind aber Voraussetzungen dafür, dass das Nachschlagen in einem entsprechenden Buch auch vom Erfolg – der Heilung – gekrönt ist. Denn bevor eine Arznei gegeben wird, muss erstens feststehen, was überhaupt behandelt werden soll und zweitens müssen die Symptome und ihre Bedingungen sehr genau erfragt werden. Zum Beispiel die Behandlung von:

Beispiel Durchfall

Arsenicum album, weißes Arsenik, hilft dann, wenn der Durchfall durch ungewohnte oder verdorbene Nahrung ausgelöst wurde. Aber es müssen noch weitere Indizien hinzukommen, wenn Arsenicum album das Mittel der Wahl ist: Übelkeit, brennende Schmerzen und Unruhe, häufig Frostigkeit. Typischerweise beginnt der Durchfall kurz nach Mitternacht.

Bryonia, Zaunrübe, kommt zum Einsatz, wenn der Durchfall durch kalte Getränke bei heißem Wetter ausgelöst wurde. Weitere Anhaltspunkte sind, wenn er morgens nach dem Aufstehen beginnt und der Bauch berührungsempfindlich ist.

Chamomilla, echte Kamille, hilft, wenn dem Patienten gar nichts recht zu machen ist und er in ärgerlicher Stimmung ist. Der Geruch des Stuhls erinnert an den von faulen Eiern.

Dieses Beispiel, entnommen aus dem Buch „Homöopathische Haus- und Notfallapotheke" des Deutschen Zentralvereins homöopathischer Ärzte (DZVhÄ), zeigt, dass auch eine bewährte Indikation nach individuellen Gesichtspunkten verordnet werden muss. Es muss die Arznei gefunden werden, die dem Gesamtbild der Symptome am ähnlichsten ist. Das Mittel muss nach dem Patienten und seinem Krankheitsbild gewählt werden. Die Arzneiwahl wird lediglich verkürzt, da man sich bei vielen Mitteln auf die sehr gute Erfahrung von über 200 Jahren Homöopathie bei bestimmten Krankheitsbildern stützen kann. Deshalb ist es richtig, Arnica als das homöopathische Verletzungsmittel erster Wahl zu bezeichnen, denn es hat sich 1000fach als solches bewährt. Aber nur, wenn der Gesamtzustand des Verletzten einem Arnica-Bild entspricht, wenn die charakteristischen Symptome des Verletzten in diesem Zustand auf Arnica hinweisen, dann wird diese Arznei helfen. Stimmt das Arzneimittelbild

Dem Gesamtbild ähneln

Nach dem homöopathischen Grundsatz „Ähnliches werde mit Ähnlichem geheilt" müssen die Arzneien mit ihren Eigenschaften möglichst vielen Symptomen der Beschwerden gleichen, um heilend zu wirken.

nicht mit dem Verletzten überein, wird das Mittel nicht helfen können.

Die richtigen Fragen stellen

Beispiel Kopfschmerz

Hier im Überblick die Fragen, die gestellt werden müssen, um bei Kopfschmerzen die Symptome und die Modalitäten des Patienten möglichst genau zu erfragen:

- Wo befindet sich der Schmerz? Ist er in der Stirn, an den Schläfen oder im Hinterkopf und strahlt er in eine Richtung aus?
- Wie fühlt sich der Schmerz an? Ist er drückend, ziehend, stechend oder bohrend und wie sieht der Patient aus, ist zum Beispiel sein Gesicht blass oder gerötet?
- Wann leidet der Patient an den Schmerzen? Morgens oder abends, im Schlaf oder bei einem Wetterwechsel?
- Wodurch werden die Schmerzen besser, wodurch schlimmer? Zum Beispiel durch frische Luft, kalte Umschläge oder Lärm?
- Was hat die Kopfschmerzen ausgelöst? War es Angst vor einer Prüfung, Ärger oder Durchzug?
- Welche Beschwerden sind außerdem noch vorhanden?

Bei der Wahl der richtigen Arznei helfen die Fragen: Wo, wie, wann, wodurch und warum treten die Beschwerden auf? Dabei ist die Frage nach dem Warum wohl am schwersten zu beantworten.

Wenn die Fragen gestellt sind, aber keine Antwort gefunden wurde, muss man noch einmal von vorn anfangen oder aber jemand anderen an der Mittelsuche beteiligen. Manchmal fehlt die Distanz zum Erkrankten. In der Eigentherapie ist es sehr schwer, sich selbst richtig einzuschätzen. Wenn schließlich drei oder vier Mittel in die engere Wahl kommen, sollte das genommen oder gegeben werden, welches in seinem Arzneimittelbild den Krankheitssymptomen am ähnlichsten ist. Kann man sich aber nun gar nicht entscheiden, wird man nicht um den Gang in die homöopathische Praxis herumkommen.

Regeln zur Einnahme homöopathischer Arzneimittel

Kein Schema

Morgens, mittags und abends drei Tabletten, Kinder die Hälfte – das gibt es in der Homöopathie nicht.

Wenn das passende Arzneimittel gewählt wurde, müssen ein paar Regeln bei der Einnahme beachtet werden, damit die Wirksamkeit der Arznei nicht beeinträchtigt wird. Homöopathische Arzneimittel müssen anders eingenommen werden als schulmedizinische. Auch widersprechen schematische Dosierungsangaben der Homöopathie.

Wie wird die Arznei eingenommen?

Die homöopathische Arznei wird am schnellsten und sichersten über die Mundschleimhaut aufgenommen, also: Globuli oder Tabletten auf der Zunge zergehen lassen, Lösungen eine Weile im Mund behalten, bevor sie geschluckt werden. Auch über die Atemwege und über die gesunde Haut kann das Mittel wirken. Im Einzelfall kann es Gründe geben, die Arznei unter die Haut oder in die Blutbahn zu injizieren. Nötig ist dies meistens nicht. Die Globuli sollten möglichst nicht zwischen die Finger genommen werden, da sie mit der Arzneilösung benetzt wurden und diese abgerieben werden könnte.

Wann wird die Arznei eingenommen?

Die Mundschleimhaut darf nicht durch andere Einflüsse irritiert sein, wenn die homöopathische Arznei einwirken soll. Der Mindestabstand zum Essen und Trinken – von Wasser abgesehen – zu Kaugummi, Zigaretten, Zähnebürsten und Ähnlichem sollte mindestens 10 Minuten, besser aber eine halbe Stunde betragen. Hahnemann hat dies im *Organon* sehr bildlich dargestellt: „Die sanftesten Flötentöne, die aus der Ferne, in stiller Mitternacht, ein weiches Herz zu überirdischen Gefühlen erheben und in religiöse Begeisterung hinschmelzen würden, werden unhörbar und vergeblich, unter fremdartigem Geschrei und Tags-Getöse."

In akuten Fällen wird die Arznei sofort gegeben, ansonsten zu einem ruhigen Zeitpunkt.

Wie viel wird eingenommen?

Eine Gabe besteht aus zwei bis drei Globuli. Viel wirkt in der Homöopathie nicht viel. Wenn eine Gabe nicht wirkt, ist meist das Mittel falsch gewählt oder die Reaktion des Organismus gestört. Dann muss professioneller Rat eingeholt werden.

Wie oft wird die Arznei eingenommen?

Homöopathische Arzneien werden nicht nach der Uhr, sondern nach Bedarf gegeben und ebenso auch wiederholt. In akuten Fällen sollte schon nach 15 Minuten eine Verbesserung eintreten. Erst wenn sich nach anfänglicher Besserung kein weiterer Fortschritt zeigt, sollte das Mittel frühestens nach 15 Minuten wiederholt werden, beim dritten Mal frühestens nach 30 Minuten. Bei Bedarf kann die Arznei bis zu viermal am Tag wiederholt werden. Solange eine Wirkung anhält, das heißt, die Besserung voranschreitet, wird abgewartet. Erst bei Stillstand der Wirkung oder erneutem Auftreten der alten Beschwerden wird die Einnahme wiederholt. Haben sich die Symptome verändert, muss das Arzneimittel neu bestimmt werden. Bei Wiederholung des Mittels in kurzer Zeit sollte man nach der so genannten „Wasserglas-Methode" vorgehen: Man gibt ein bis drei Globuli in etwa 100 ml Wasser und nimmt davon jedes Mal, wenn nötig, einen Eierlöffel (kein Metall) voll ein, nachdem man zuvor kräftig umgerührt hat. Dies wird auch Verkleppern genannt.

Je höher ein Mittel potenziert ist, desto länger wirkt es. In der Regel werden deshalb zum Beispiel die Potenzen C30, C200 oder C1000 zunächst einmalig genommen, da sie über Wochen bis sogar Monate wirken können.

Die Ausnahme unter den Hochpotenzen stellen die LM- oder Q-Potenzen dar. Diese 50.000fach potenzierten Mittel werden unter professioneller Anleitung normalerweise alle 1–3 Tage eingenommen und das möglichst immer zur selben Tageszeit. Eine Potenzstufe wird meist drei bis vier Wochen eingenommen, dann wird bei einem Folgetermin der Krankheitsverlauf beurteilt und die Medikation mit der nächst höheren Potenzstufe fortgesetzt.

Weniger ist mehr

Je höher eine Arznei potenziert ist, desto länger und tiefgreifender wirkt sie.

Die LM- oder Q-Potenzen werden in Tropfenform verordnet. Wenn sie das erste Mal genommen werden, schüttet man ein wenig Flüssigkeit aus der Flasche, denn vor jeder Einnahme soll die Lösung verschüttelt werden. Dabei schlägt man 10-mal die verschlossene Flasche zum Beispiel in die Hand, auf ein Buch oder einen anderen harten, aber elastischen Untergrund. Eingenommen werden die Tropfen entweder direkt auf die Zunge oder mit einem Plastiklöffel.

INFO

Zur Selbstbehandlung wird die Potenz C12 empfohlen. Hochpotenzen sind nicht zur Selbstbehandlung geeignet.

Potenzwahl

Der Deutsche Zentralverein homöopathischer Ärzte (DZVhÄ) empfiehlt bei der Selbstbehandlung für alle homöopathischen Medikamente die Potenz C12. Ab dieser Potenzstufe ist pro Gramm der ursprünglichen Ausgangssubstanz weniger als ein Molekül nachzuweisen. Je höher die Potenz, desto tiefer und länger ist ihre Wirkung. Deshalb sind Hochpotenzen nicht für die Selbstmedikation geeignet.

D- und C-Potenzen sind in ihrer Wirkung sehr ähnlich. In den niedrigen Potenzierungsstufen D oder C3 bis 6 wirken die Mittel häufig nur mäßig und über einen Zeitraum von 10 Minuten bis zu einigen Stunden und haben keinen Einfluss auf die Psyche des Patienten.

Auf dem richtigen Weg

Die Wirkdauer ist generell abhängig von der Art der Arznei und der Reaktionsfähigkeit des Organismus.

Bei den Potenzen D oder C8 bis 12 ist die Wirkung schon deutlicher ausgeprägt, auch im psychischen Bereich. Die Wirkdauer kann von einer Stunde bis zu einigen Tagen betragen.

Die Potenz D oder C30 wirkt stark, auch auf die Psyche und kann von einigen Stunden bis zu einigen Wochen wirksam sein.

In der Potenz D oder C200 verlängert sich die Wirkdauer abermals. Sie kann von einigen Tagen bis zu einigen Monaten auf den Menschen einwirken.

In der 1000er Potenz ist die Wirkung schließlich sehr stark und die Arznei kann viele Monate wirken.

Verursachen homöopathische Mittel Nebenwirkungen?

Nebenwirkungen, die bei schulmedizinischen Arzneien mit zur Wirkung gehören, gibt es bei homöopathischen Mitteln nicht. Normalerweise hinterlässt ein potenziertes Arzneimittel keine Wirkung, wenn es nicht nach dem Gesetz der Ähnlichkeit verschrieben wurde. Der Grund dafür liegt in den hohen Verdünnungen. Die potenzierte Arznei wirkt dann nicht mehr direkt materiell wie ein Gift, sondern nur noch als Schlüsselreiz. Es gibt aber unerwünschte Wirkungen, wenn ein Mittel etwa in ständig wiederholten Gaben genommen wird, dann werden Symptome wie in einer homöopathischen Arzneimittelprüfung erzeugt. Eine solche Kunstkrankheit verschwindet in der Regel aber auch sehr schnell wieder und ist nicht so intensiv wie das Original.

Manche Menschen reagieren auf die Gabe einer homöopathischen Arznei sehr empfindlich. Bei ihnen kann es zu Symptomen kommen, die vorher nicht bestanden. Dies passiert aber nur dann, wenn die genommene Arznei nicht genau zu den Symptomen der Krankheit passt. Dann entwickeln sich Symptome, die für das Arzneimittel typisch sind. Solche Wirkungen dauern bei tiefen Potenzen in der Regel nicht länger als einige Stunden, bei höheren Potenzen können diese Symptome jedoch wesentlich länger bestehen. Diese Arzneiwirkung kann aber durch eine andere Arznei wieder aufgehoben werden.

Eine Erstverschlimmerung ist keine Nebenwirkung sondern ein Zeichen eines positiven Heilungsverlaufs. Allerdings sollten alle ausgeprägten Symptome, die nach der Einnahme der homöopathischen Arznei auftreten, beobachtet und dem Therapeuten mitgeteilt werden, damit dieser beurteilen kann, ob es sich um eine unerwünschte Wirkung oder um ein erwünschtes Symptom des Heilungsprozesses handelt.

INFO

Werden verschiedene homöopathische Arzneien hintereinander eingenommen, sollte die Potenz bzw. Wirkdauer beachtet werden, um eine gegenseitige Aufhebung der Wirkung zu vermeiden.

Einnahme homöopathischer Arzneien

Checkliste:

- auf der Zunge zergehen lassen, solange wie möglich im Mund behalten
- zeitlichen Abstand zu Essen und Trinken (außer bei Wasser) von mindestens 10 Minuten beachten, besser: 30 Minuten
- 1 Gabe sind 2 bis 3 Globuli
- bei akuten Beschwerden 15 Minuten, ab der dritten Gabe 30 Minuten abwarten, ob Besserung eintritt, „Wasserglas-Methode“ anwenden

Heilungshindernisse. Der homöopathische Patient als Asket?

Ungute Kombination

Auch beim passenden Mittel kann die Heilung durch Reizstoffe in der Nahrung oder Umwelt blockiert sein.

Kaffee, grüner und schwarzer Tee, aber auch Kräutertees und stark gewürzte Speisen, Alkohol und Tabak, ätherische Öle und vieles mehr können die Wirkung homöopathischer Arzneimittel beeinflussen, ihre Wirkung verlangsamen oder gar aufheben. Samuel Hahnemann hatte lange geforscht, warum ein Mittel, das unbedingt das richtige sein musste, keine Wirkung zeigte. So kam er darauf, dass verschiedene Substanzen, die arzneilich wirksam sein können, die Botschaft der homöopathischen Arznei beeinflussen können. Doch nicht nur Nahrungs- oder Genussmittel sammelte Hahnemann auf seiner Verbotsliste, sondern auch Lebensumstände und Verhaltensweisen. Im Paragraphen 260 des *Organon* zählt er auf:

„Kaffee, feiner chinesischer und anderer Kräuterthee; Biere mit arzneilichen, für den Zustand des Kranken unangemessenen Gewächssubstanzen angemacht, sogenannte feine, mit arzneilichen Gewürzen bereitete Liqueure, alle Arten Punsch, gewürzte Schokolade, Riechwasser und Parfümerieen mancher Art, stark duftende Blumen im Zimmer, aus Arzneien zusammengesetzte Zahnpulver und Zahnspiritus. Riechkißchen, hochgewürzte Speisen und Saucen, gewürztes Backwerk und Gefrornes mit arzneilichen Stoffen, z. B. Kaffee, Vanille u.s.w. bereitet, rohe, arzneiliche Kräuter auf Suppen, Gemüße von Kräutern, Wurzeln und Keim-Stengeln (wie Spargel mit langen, grünen Spitzen), Hopfenkeime und alle Vegetabilien, welche Arzneikraft besitzen, Selerie, Petersilie, Sauerampfer, Dragun, alle Zwiebel-Arten, u.s.w.; alter Käse und Thierspeisen, welche faulicht sind, (Fleisch und Fett von Schweinen, Enten und Gänsen, oder allzu junges Kalbfleisch und saure Speisen; Salate aller Art), welche arzneiliche Nebenwirkungen haben, sind ebenso sehr von Kranken dieser Art zu entfernen als jedes Übermaß, selbst das des Zuckers und Kochsalzes, so wie geistige, nicht mit viel Wasser verdünnte Geträn-

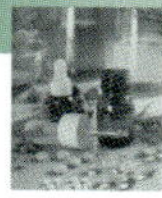

ke; Stubenhitze, schafwollene Haut-Bekleidung, sitzende Lebensart in eingesperrter Stuben-Luft, oder öftere, bloß negative Bewegung (durch Reiten, Fahren, Schaukeln), übermäßiges Kind-Säugen, langer Mittagsschlaf im Liegen (in Betten), Lesen in waagerechter Lage, Nachtleben, Unreinlichkeit, unnatürliche Wohllust, Entnervung durch Lesen schlüpfriger Schriften, Onanism oder, sei es aus Aberglauben, sei es um Kinder-Erzeugung in der Ehe zu verhüten, unvollkommner, oder ganz unterdrückter Beischlaf; Gegenstände des Zornes, des Grames, des Ärgernisses, leidenschaftliches Spiel, übertriebene Anstrengung des Geistes und Körpers, vorzüglich gleich nach der Mahlzeit; sumpfige Wohngegend und dumpfige Zimmer; karges Darben ... u.s.w. Alle diese Dinge müssen möglichst vermieden oder entfernt werden, wenn die Heilung nicht gehindert oder gar unmöglich gemacht werden soll. Einige meiner Nachahmer scheinen durch verbieten noch weit mehrer, ziemlich gleichgültiger Dinge die Diät des Kranken unnöthig zu erschweren, was nicht zu billigen ist.“

WICHTIG

Ätherische Öle beeinflussen die Wirkung der feinstofflichen homöopathischen Mittel. Der homöopathische Arzt Kent empfiehlt, die Arzneien aus Kampfer, Minze, Menthol oder Kamille „in einem entlegenen Winkel des Hauses“ aufzubewahren.

Besondere Vorsicht ist zum Beispiel geboten bei: ätherischen Ölen, etwa Menthol, Kampfer oder Pfefferminze, diese Stoffe sind häufig Bestandteil von Zahnpasta. Deshalb muss aber niemand auf die Zahnpflege verzichten, da es auch Zahncreme ohne diese medizinisch wirksamen Stoffe gibt. Aber auch Antischuppenshampoos, Enthaarungscremes oder Badezusätze zur Entspannung oder gegen eine Erkältung müssen sehr kritisch gesehen werden.

Der homöopathische Patient als Asket? Nein, denn die Homöopathie ist eine individuelle Heilmethode und das gilt auch für diesen Bereich. Nicht bei jeder Behandlung muss einfach auf alles verzichtet werden, was vielleicht nicht ganz so gesund aber lecker und angenehm ist. Aber es muss mit dem behandelnden Therapeuten abgesprochen werden, wie durch gezielte Maßnahmen die Wirkung der homöopathischen Arznei unterstützt und nicht beeinträchtigt wird.

Heilungshindernisse beseitigen

In der homöopathischen Anamnese lernt der Behandler seinen Patienten gut kennen. Er erfährt von Gewohnheiten und Lebensbedingungen, von Belastungen am Arbeitsplatz oder in der Ehe und von den vielleicht ungesunden Wohnverhältnissen. Er kann anregen, und in diesem Sinne ist Homöopathie auch eine präventive Medizin, krank machende Situationen zu verändern. So können Krankheiten grundsätzlich verhindert und Bedingungen geschaffen werden, damit die Homöopathie Krankheiten heilen kann.

Die Homöopathie kann an einem krank machenden Lebensstil scheitern: Zu viel und zu ungesundes Essen, Alkohol im Übermaß, Tabak und zu wenig Bewegung und Stress in Schule, Beruf oder Familie sind Faktoren, die kein Organismus längere Zeit unbeschadet überstehen kann. Herz-Kreislauf-Erkrankungen und Funktionsstörungen des Magen-Darm-Traktes können die Folgen sein, aber auch zum Beispiel ein chronischer Erschöpfungszustand. An ihm leiden nicht nur ausgebrannte Manager, sondern verstärkt schon junge Menschen. Kurz: Wohlstandsleiden sind es, die den Menschen in der westlichen Welt in die Praxen treiben.

Kein Zaubermittel!

Die Homöopathie kann keine echte Heilung bewirken, wenn ungesunde Lebensgewohnheiten nicht aufgegeben werden.

Andere Störfelder für die Lebenskraft können elektrische Geräte, Mobiltelefone oder Satellitenschüsseln sein: Elektrosmog und elektromagnetische Felder können eine krankmachende Wirkung haben. Ob sie einen negativen Einfluss auf die Wirkung homöopathischer Arzneimittel haben, ist nicht sicher – aber auch nicht ausgeschlossen.

Krank machen kann ebenfalls das Wohnumfeld. Sei es, dass die Wohnung feucht und dunkel ist oder die Einrichtung aus Materialien besteht, die Ungesundes ausdünsten. Leidet jemand an einer Allergie, müssen als erstes die vermuteten Allergene aus der Welt des Erkrankten so gut es geht entfernt werden.

Arzneimittel, ganz gleich ob es sich um schulmedizinische oder homöopathische handelt, können ein Heilhindernis darstellen. Wenn sie während der homöopathischen Behandlung einer chronischen Krankheit genommen werden, kann das vom Therapeuten verordnete homöopathische Einzelmittel praktisch wirkungslos werden.

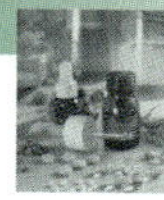

Übersicht:

Heilungshindernisse

Reizmittel	Koffeinhaltige Getränke, Alkohol, Tabak
Ätherische Öle	Menthol, Kampfer, Pfefferminze
Gewürze/Gemüse	Petersilie, Vanille, Zwiebel, Sellerie, Spargel zu viel Salz, zu viel Zucker
Ungesunder Lebensstil	zu warme Räume zu wenig Bewegung zu viel oder zu wenig Schlaf körperliche und geistige Überanstrengung
Störfelder	Elektrosmog Amalgam-Zahnfüllungen Impfungen

Heilungshindernisse: Fälle aus der homöopathischen Arztpraxis

In der Praxis wird der Arzt häufig mit dem Problem konfrontiert, dass eine Arznei zwar deutlich, aber wesentlich kürzer als erwartet wirkt. Wird sie dann öfter wiederholt, und ihre Wirksamkeit erschöpft sich, liegt der Verdacht eines Heilungshindernisses nahe. Gerhard Bleul, Allgemeinmediziner/Homöopathie, berichtet sehr detailliert zwei Fälle aus seiner Praxis, bei denen er Heilungshindernisse aufspüren musste.

1. Fall: Heilungshindernis Amalgam

Dies ist der Fall einer knapp 40-jährigen Patientin, die im April 1994 erstmals homöopathisch behandelt wird. Anfang November 1993 wurde ihr die Gebärmutter entfernt. Sie leidet seit Monaten alle zwei bis drei Wochen an Halsschmerzen, fühlt sich matt und hat abends eine erhöhte Körpertemperatur. Aus der Nase fließt Schleim, die Trommelfelle sind beiderseits eingezogen (retrahiert). Die Beschwerden bessern sich in frischer Luft. Die einmalige Gabe von Pulsatilla D200 lässt Fieber und Halsschmerz für etwa vier Wochen abklingen. Der Schleimfluss ändert sich nicht, Heiserkeit und Jucken im Ohr kommen hinzu. Eine Gabe Phosphorus D200 hilft für wenige Wochen. Dann treten grünlicher Auswurf auf, Reizhusten, fiependes At-

Heilungshindernis Amalgam

Dass Amalgam Beschwerden wie Kopfschmerzen auslösen kann, ist bekannt. In der Homöopathie ist dieser Stoff häufig der Grund, warum der Heilungsverlauf gar nicht erst beginnt oder stockt.

men in der Nacht und eine eigenartige Benommenheit mit dem Gefühl, eine Kappe auf dem Kopf zu haben. Carbo vegetabilis D6 bleibt erfolglos. Primelextrakt löst den Schleim. Mit der Mattigkeit und der abendlich erhöhten Temperatur findet sich die Patientin ab.

Nach einem halben Jahr kommt sie erneut in die Sprechstunde wegen einem Juckreiz am After und unter den Achseln und schuppenden Herden der Kopfhaut. Eine Gabe Psorinum D200 lässt das Brennen in der Achselhöhle kurzfristig verschwinden. Im April 1995 tritt nach körperlicher Überlastung wieder ein Schnupfen mit grünlichem Schleim auf. Kalium bichromicum D6 löst den Schleim. Die Körpertemperatur bleibt erhöht.

INFO

Amalgam ist eine Legierung aus Silber und Zinn mit Zusätzen von beispielsweise Kupfer und Zink. Hergestellt wird sie durch Verreiben mit Quecksilber.

Befund im Mai 1995: knotige Verdickungen der Sehnenansätze an den Knien, 19 Amalgam-Füllungen, die erste erhielt sie mit acht Jahren, die letzte wurde 1990 ausgebessert.

Der HNO-Arzt empfiehlt wegen des Verdachts auf eine Mandelentzündung, diese zu entfernen. Die Patientin kann sich nicht dazu durchringen, zumal sie davon keine Heilung erwartet.

Der Schwermetallbelastungs-Test ergibt einen stark erhöhten Quecksilber-Wert. Die Verordnung von Causticum D12 und später die Gabe von Sepia D200 hatten keinen Effekt.

Am 25. Juli 1995 begann die empfohlene Entfernung sämtlicher Amalgam-Füllungen, die Ende Oktober abgeschlossen war. Schon Ende August war die Körpertemperatur normalisiert. Das Allgemeinbefinden war nach anfänglicher Besserung aber wieder schlechter, vermutlich wegen der schwer zu vermeidenden erneuten Quecksilberaufnahme während der Amalgam-Entfernung.

Am 17. Oktober 1995 klagt die Patientin zusätzlich über eine Hörminderung rechts bei Tubenkatarrh und Halsschmerzen, die jeden dritten Tag auftraten. Einen Tag nach der Gabe von Petroleum D30 war der Gehörgang „mit einem Peng“ wieder geöffnet. Nach einigen Tagen Schnupfen war die Patientin beschwerdefrei. Am 21. November 1995 klagt sie nur über morgendlichen Kehlkopfschmerz. Einmalgabe von Sepia D30, Beschwerdefreiheit bis zum 18. Dezember 1995, dann wieder Hörminderung und Brummgeräusch rechts und, wie jeden Winter, Risse in den Mundwinkeln. Eine wiederholte Gabe Petroleum D30 beseitigte in Kürze alle Symptome dauerhaft.

Die Patientin erscheint noch einmal im neuen Jahr, um zu berichten, wie gut es ihr gehe und wie froh sie sei, dass sie sich die Amalgam-Füllungen und nicht die Mandeln hatte entfernen lassen. Jetzt lässt sie nur noch durch ihren Ehemann grüßen, der ab und zu in die Sprechstunde kommt.

Verlaufsanalyse: Die Patientin entwickelte nach der Gebärmutterentfernung anhaltende Mattigkeit und erhöhte Temperaturen sowie häufige Atemwegsinfekte mit Hinweisen auf eine Mandelentzündung. Nach den eher unspezifischen Symptomen ausgewählte, scheinbar passende homöopathische Einzelmittel brachten nur kurzfristig und unzureichend Besserung. Erst nach der Entfernung von 19 Amalgam-Füllungen und der begleitenden i.v.-Injektion von DMPS – wird als Antidot bei einer Quecksilbervergiftung gegeben – zeigten charakteristische Symptome die Wahl des Simile an, und Petroleum D30 konnte zur Beschwerdefreiheit führen. Die Reaktionsblockade durch chronische Quecksilber-Intoxikation (Vergiftung) war beseitigt.

Fazit: Anfänglich unspezifische Symptome – Mattigkeit, abendliches Fieber – und das Fehlen eindeutiger Charakteristika erschwerte die Mittelwahl. Nach Amalgam-Entfernung verschwand das Fieber. Die verbesserte Reaktionsfähigkeit brachte charakteristische Symptome hervor, die zum Simile Petroleum führten.

Begriffserklärung:

Simile ist die Arznei, die am ehesten dem Beschwerdebild entspricht.

2. Fall: Heilungshindernis Impffolge

Annika ist seit ihrer Geburt im Oktober 1993 in Behandlung. Sie ist das vierte Kind in der Familie und kam unerwartet. Die jüngste Schwester ist nur eineinhalb Jahre älter. Anfänglich bestand bei ihr eine leichte Hüftreifungsverzögerung, die bis zum fünften Lebensmonat nach Krankengymnastik aufgeholt war. Mit sechs Monaten bekam sie die erste Dreifach-Impfung. Daraufhin schwitzte sie auffallend stark, besonders nachts, an Nacken und Armen. Dies verschwand nach mehreren Gaben Arsenicum album D12.

Die zweite Dreifach-Impfung wurde wegen einem Drei-Tage-Fieber verschoben. Bis dahin entwickelte sich Annika normal: Gewicht 8000 g, 70 cm Länge, sechs Zähne, normales Krabbeln, Gehen mit Festhalten. Die Impfung wurde am 6. September 1994 – da war Annika zehneinhalb Monate alt – nachgeholt.

Geduld und Vertrauen

Der Bericht zeigt, dass sich die Behandlung der Folgen einer einzigen Impfung über etwa ein dreiviertel Jahr hinzog. Homöopath und Eltern müssen vor allen Dingen Geduld haben und sich vertrauen.

Am 25. Oktober 1994 hatte sie folgende Symptome: saures Erbrechen, viel Schreien, viel Durst, kein Fieber. Mit Chamomilla D6 klang alles nach einigen Tagen ab.

Am 13. Januar 1995: Untersuchung wegen mangelnder Entwicklungsfortschritte. Das Kind weint oft, ist anhänglich, muss zum Stillen gedrängt werden, trinkt immer nur kurz, nimmt fast nichts vom Löffel. In den letzten vier Monaten hat sie nur 700 g zugenommen und ist nur 4 cm gewachsen. Ihre Fontanelle ist geschlossen, zwei neue Zähne sind hinzugekommen. Morgens grünlicher, sonst heller Schnupfen, morgens Husten. Körperlich keine weiteren Auffälligkeiten.

Das Kind klettert viel, will aber weniger als vor vier Monaten laufen, kein freies Gehen mehr. Annika bekommt keine Vitamin-D-Prophylaxe und ist auch nicht täglich an der frischen Luft, da die Mutter mit den drei weiteren Kindern sehr stark gefordert ist. Aus diesem Grund liegt zunächst die Vermutung nahe, dass die Nahrungsverweigerung psychogen ist. Der zeitliche Zusammenhang mit der zweiten Impfung fällt allerdings auf, zumal auch nach der ersten Impfung eine Reaktion zu beobachten war.

28. Februar 1995: Keine Entwicklungsfortschritte außer im Sprechen, keine Gewichts- und Größenzunahme, heller Schnupfen. Repertorisation: spätes Gehenlernen, Gleichgültigkeit gegenüber Essen, Eifersucht zwischen Kindern, Abmagerung bei Kindern: Alles sprach für Natrium muriaticum D30.

Anfang März wird der Zustand von Annika gefährlich. Er ändert sich innerhalb von fünf Tagen nicht. Die nächste Arzneiwahl (Thuja) aufgrund der „bewährten Indikation" Impffolge bleibt ebenfalls wirkungslos.

Am 6. März 1995 folgt die Überweisung zur Kinderärztin, die keine schwere körperliche Erkrankung feststellen kann. Die Blutuntersuchung ergibt als Diagnose: Rachitis durch Mangelernährung. Die Nahrungsverweigerung ist damit allerdings nicht erklärt.

Am 13. März 1995 bekommt Annika wegen des Verdachts auf eine Polio-Impffolge die Poliomyelitis-Nosode D200.

11. April 1995: Da trotz vielfältiger Therapieansätze die Nahrungsverweigerung nicht beendet ist und weiterhin der dringende

Verdacht auf eine schwerwiegende Impffolge besteht, erfolgt der nächste Versuch: Tetanotoxin D200.

Die Impfung als Auslöser der Erkrankung zeigte sich zunächst nur aufgrund des zeitlichen Zusammenhangs, ex iuvantibus – aufgrund des Heilerfolgs – durch die erfolgreiche Gabe der entsprechenden Impfnosode.

14. Juni 1995: Die Mutter berichtet, das Kind hatte direkt nach der letzten Gabe drei Tage lang 40 °C Fieber, danach schlagartig Appetit, „als ob ein Schalter umgesprungen sei". Allgemein große Entwicklungsfortschritte, Gewicht: etwa 10 kg. Keine Weiterbehandlung.

Am 19. September 1995: U7-Früherkennungsuntersuchung: Gewicht: 10.300 g, Länge: 81,5 cm. Alle Stadien der Entwicklung jetzt altersgemäß. Die Mutter berichtet, die Tochter wolle jetzt immer viel an der Brust nuckeln, habe wohl einen Nachholbedarf. Die anstehende dritte Impfung lehnt die Mutter zu diesem Zeitpunkt ab.

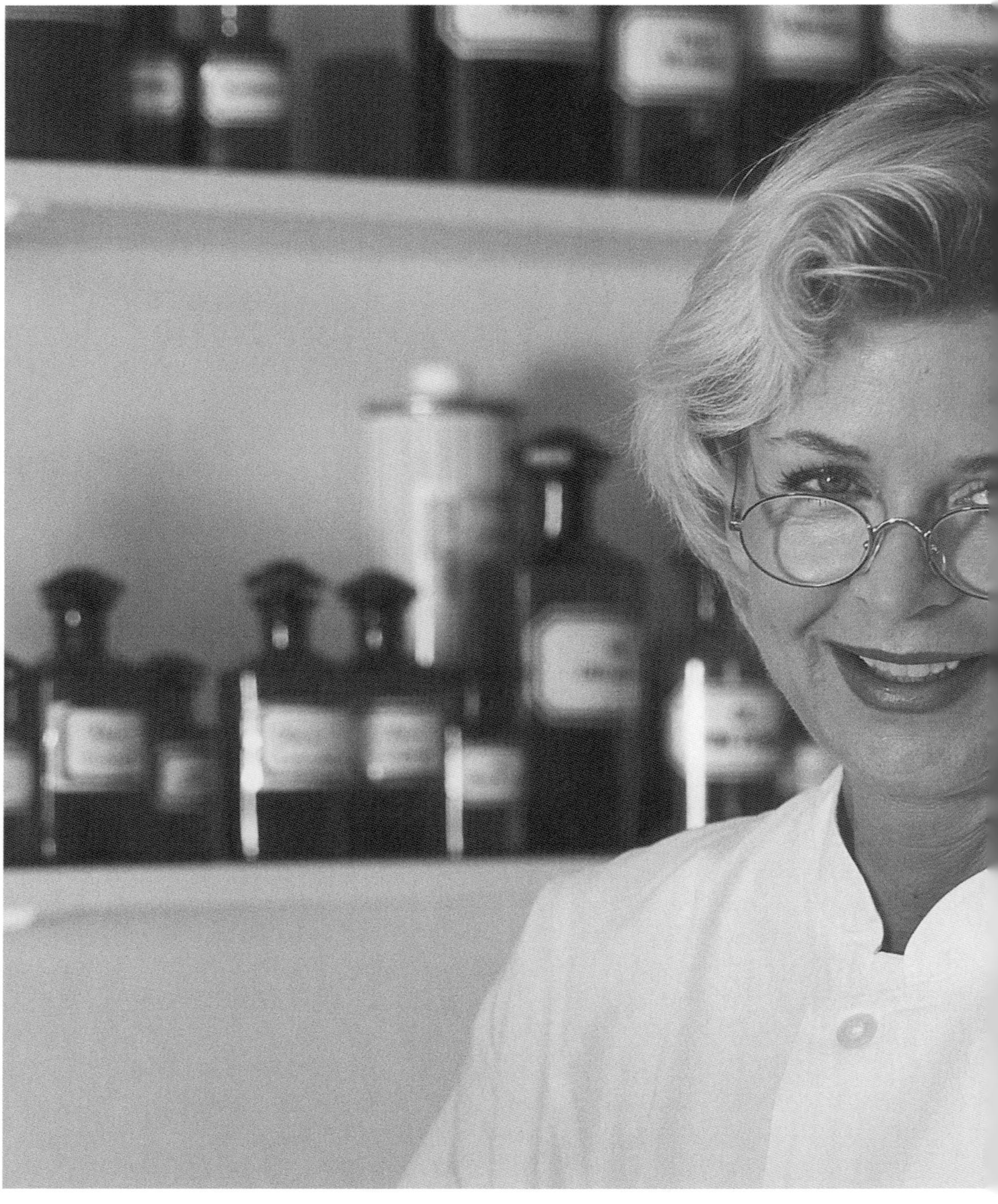

Was Sie noch über Homöopathie wissen sollten

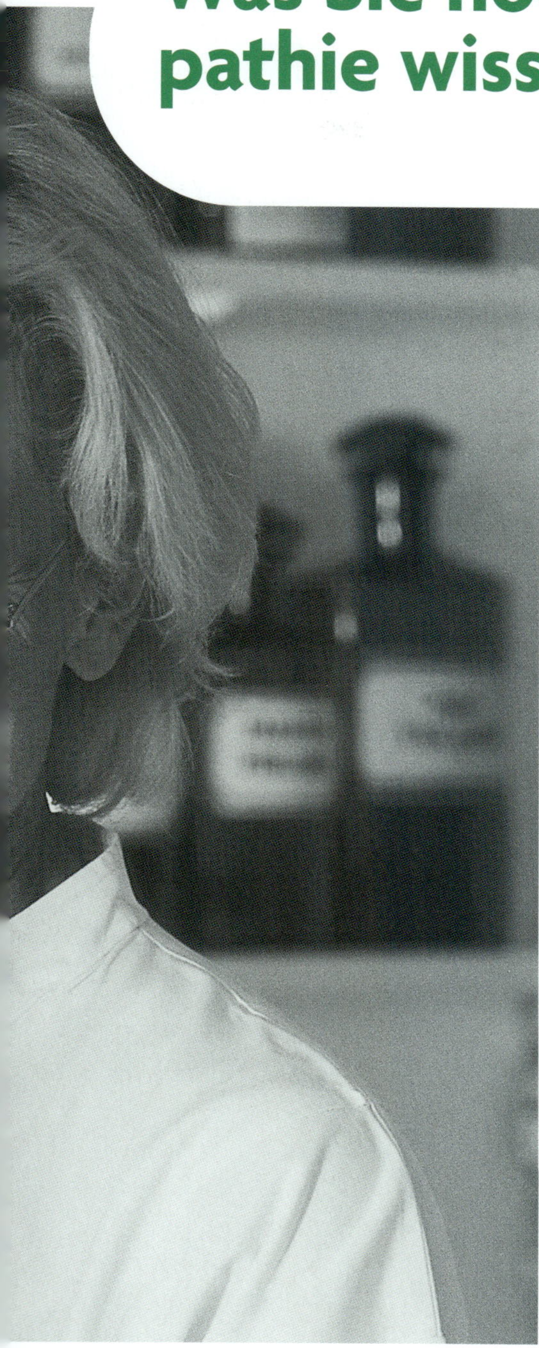

Neben der Theorie der Homöopathie und ihrer praktischen Anwendung gibt es viele Themen – wie etwa die Herstellung homöopathischer Arzneimittel oder aber die Frage nach der Kostenerstattung –, die zu einer homöopathischen Behandlung dazu gehören.

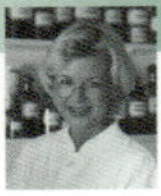

Das homöopathische Arzneimittel

Wenn von homöopathischen Arzneimitteln die Rede ist, fallen den meisten Menschen die kleinen weißen Kügelchen, die Globuli, ein. Doch während einer homöopathischen Behandlung können auch Medikamente in anderen Formen zum Einsatz kommen. Eines haben sie alle gemeinsam, ob als Globuli oder in Tropfenform, ob als Salbe oder Injektion, sie werden alle nach gesetzlichen Regeln des amtlichen Homöopathischen Arzneibuchs, dem HAB 1, hergestellt. Dieses Regelwerk wurde im Jahre 1978 im Auftrag des Bundesministeriums für Jugend, Familie und Gesundheit erstellt und bis heute durch fünf Nachträge ergänzt. Das HAB enthält die allgemein gültigen Grundlagen zur Herstellung und Analytik homöopathischer Arzneimittel. Samuel Hahnemanns zahlreiche Arbeiten und Veröffentlichungen bilden die Grundlage dieses Arzneibuchs, das eine gleichbleibende Zubereitung der Arzneien garantiert. Somit ist ein Arzneimittel, das nach den Vorschriften des HAB hergestellt wurde, eine homöopathische Arznei. Sie sind in Deutschland apotheken-, jedoch nicht rezeptpflichtig.

WICHTIG

Die gebräuchlichsten Formen homöopathischer Arzneien sind Globuli; Zuckerkügelchen, die mit einer alkoholischen Lösung benetzt wurden.

Ausgangssubstanzen

Das Spektrum der Ausgangssubstanzen, aus denen sich homöopathische Arzneien zubereiten lassen, ist schier unendlich. Vom Schlangen- oder Pflanzengift, Metallen und Säuren über Meeresschwämme bis hin zu heimischen Wald- und Wiesenpflanzen wird alles verwendet. Die Ausgangssubstanzen lassen sich in fünf Gruppen einteilen:

- Pflanzliche Arzneistoffe. Im Grunde kann aus jeder Pflanze – frisch oder getrocknet – eine homöopathische Arznei hergestellt werden. Verwendet wird für manche Arznei die ganze Pflanze, für andere finden nur Pflanzenteile Verwendung, wie die Wurzeln, Blätter, Samen oder die Blüten. Es werden sehr exotische und giftige Pflanzen verwendet, wie etwa Belladonna, Tollkirsche, oder

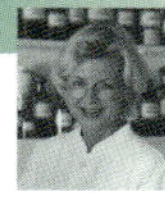

aber ganz alltägliche wie Bellis perennis, Gänseblümchen, oder auch heimische Heilkräuter wie Chamomilla, Kamille, oder Calendula, Ringelblume.

- Tierische Ausgangsstoffe. Zur Arzneiherstellung wird zum Teil der ganze Organismus genommen oder nur ein tierisches Produkt, wie zum Beispiel ein Schlangengift. Homöopathische Arzneien werden etwa hergestellt aus der Honigbiene, dem Tintenfisch oder der Klapperschlange.
- Anorganische Arzneistoffe. Auch diese Gruppe ist sehr vielfältig. Es werden Metalle wie Gold oder Zink verrieben, nichtmetallische Substanzen wie Nitrate, Sulfate oder Chloride zur Herstellung verwendet.
- Organische Ausgangsstoffe. Zu dieser Gruppe zählen zum Beispiel komplexe Verbindungen wie Essigsäure oder Nitroglycerin.
- Nosoden. Sie stellen eine ganz eigene Gruppe dar. Ihre Ausgangsprodukte sind sterilisierte menschliche oder tierische Krankheitsprodukte, verwendet werden Sekrete oder Gewebeteile.

Herstellung

Der erste Schritt der Arzneiherstellung besteht in der Kunst, die Arzneikraft aus den Natur- oder Rohstoffen in die Flasche oder Dose zu bekommen. Dazu bedient man sich nach Hahnemanns Erfindungen verschiedener Methoden, die zu den Grundlagen des HAB wurden.

INFO

Die Urtinktur ist die Ausgangssubstanz zur Herstellung aller weiteren Potenzen.

Die Urtinktur ist nach HAB eine aus gleichen Teilen bestehende Mischung aus Presssaft und Äthanol. Äthanol ist der so genannte Arzneiträger. Die fein zerkleinerten Pflanzen oder Pflanzenteile werden ausgepresst, nachdem sie zuvor handverlesen und geputzt wurden. Der Presssaft wird sofort mit dem Äthanol gemischt, damit er nicht verschimmelt. Er bleibt dann mindestens fünf Tage bei einer bestimmten Temperatur verschlossen stehen und wird dann filtriert.

Es lassen sich aber auch alkoholische Auszüge von trockenen Pflanzenteilen oder Pulvern herstellen. Zum Beispiel werden getrocknete Arnikablüten oder zu Pulver gemahlene Wurzeln oder Samen wie Nux vomica in einer vorgeschriebenen Menge Alkohohl einge-

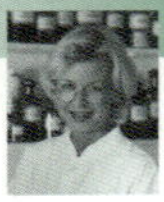

weicht und nach etwa zehn Tagen abfiltriert. Die Flüssigkeit, die man auch das Filtrat nennt, ist dann die Urtinktur.

Eine Lösung ist ein Gemisch aus einem Arzneigrundstoff und einem flüssigen Arzneiträger. Das ist zumeist wieder Äthanol, kann aber auch Wasser oder Glyzerin sein. Gelöst werden Substanzen wie Salze oder ohnehin flüssige Säuren wie die Essigsäure.

Die Trituration ist eine mit Milchzucker verriebene unlösliche Substanz wie zum Beispiel Gold oder Flussspat. Die Herstellung der Trituration liest sich im HAB wie das Rezept einer Backmischung: Der Arzneiträger Milchzucker wird „dreigeteilt". Das erste Drittel wird zunächst kurze Zeit allein in einem Porzellanmörser verrieben. Dann wird der Arzneigrundstoff hinzugefügt und beides wird sechs Minuten lang verrieben. Daraufhin wird vier Minuten mit einem Porzellanspatel geschabt und abermals sechs Minuten verrieben, wiederum vier Minuten lang abgeschabt, dann kommt das zweite Drittel Milchzucker hinzu und es wird wieder verrieben und geschabt. Insgesamt dauert das gesamte Procedere eine Stunde. Entsprechend wird bei den folgenden Verdünnungen verfahren. Das alles kann bis zu einer Menge von 1.000 g per Hand gemacht werden. Bei größeren Mengen wird eine Maschine eingesetzt.

INFO

Seit Hahnemann, also seit mehr als 200 Jahren, werden die homöopathischen Arzneien nach dem gleichen Rezept hergestellt.

Potenzieren

Der zweite Teil der aufwendigen Produktion der homöopathischen Arznei ist nun das Potenzieren. Die Potenzierung ist das Erwecken und die zunehmende Verstärkung der Heilkraft in einer zur Arznei werdenden Substanz. Dies geschieht durch Verdünnung des Ausgangsstoffes und der Zufuhr von Energie durch Verschütteln oder Verreiben. Im § 269 des *Organon* beschreibt Hahnemann diese Entdeckung, dass die wechselweise mechanische Verreibung einer Substanz und deren Verdünnung verborgene dynamische Kräfte einer Substanz freisetze. Dieser Wechsel von Verdünnung und Verschüttelung sei unbedingt erforderlich, damit sich die Arzneikraftentfaltung aus der Materie entwickeln könne. Eine alleinige Verdünnung der Materie ohne die Zwischenschritte der Verschüttelung bewirkt diese Arzneikraftentfaltung nicht.

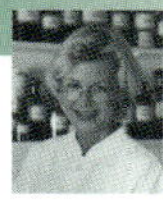

Die Potenzen

Drei verschiedene Verdünnungsverhältnisse werden verwandt: Die D-, C- und die Q- oder LM-Potenz.

- Das D steht für Dezimal, das Verdünnungsverhältnis beträgt 1:10.
- Das C ist die Abkürzung für Centesimal, das Verdünnungsverhältnis ist 1:100.
- Das Q ist die Abkürzung für Quinquagiesmillesimal, LM ist die eigentlich falsche Schreibweise für das lateinische 50.000, das Verdünnungsverhältnis beträgt 1:50.000.

Begriff Trituration

Unter Trituration versteht man die feinste Verreibung eines festen Stoffes zu Pulver.

Eine D1 mit einem flüssigen Arzneiträger entsteht, in dem ein Gewichtsanteil der Urtinktur mit neun Teilen Wasser-Äthanol-Gemisch verdünnt wird. Das Wesentliche ist dann die Zufuhr von Energie durch zehn Verschüttelungsschläge per Hand auf einen harten, aber elastischen Untergrund. Dies geschieht in einem zu Zweidrittel gefüllten Fläschchen. Sehr hohe Potenzierungsstufen können nicht mehr von Hand verschüttelt werden, hier helfen wieder Maschinen aus.

Triturationen entstehen entsprechend durch Verreibung mit einem Pistill. Die Potenz D2 erhält man, indem von der D1 wiederum ein Gewichtsteil genommen wird, das mit neun Teilen Wasser-Äthanol-Gemisch verdünnt und verschüttelt wird. Die weiteren Potenzstufen entstehen entsprechend.

Das fertige Arzneimittel

Als fertige Arznei sind schließlich verschiedene Darreichungsformen in den Apotheken erhältlich. Am üblichsten und am bekanntesten sind die Globuli, kleine weiße Streukügelchen, die aufgrund ihres süßen Geschmacks auch bei Kindern sehr beliebt sind. Es gibt sie auch als sehr kleine Kügelchen, die besonders gut für die Behandlung von Säuglingen und Babys sind. Globuli werden durch Übertragen einer Dilution auf Zuckerkügelchen hergestellt, indem die Kügelchen gleichmäßig mit ihr befeuchtet werden. Nach dieser Imprägnierung in einem geschlossenen Gefäß müssen sie an der Luft getrocknet werden.

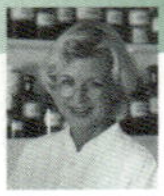

Eine andere übliche Form sind Dilutionen. Dies sind flüssige Arzneien. Bei ihnen ist jedoch zu beachten, dass sie aus bis zu 62-prozentigem Alkohol bestehen und somit weder für Kinder oder Alkoholkranke verwendet werden dürfen. Eine Besonderheit, die es zu beachten gilt, ist, dass sich beim Transport von nicht mehr ganz gefüllten Fläschchen die Arznei durch die Schüttelbewegungen potenzieren wird.

WICHTIG

Die Arznei soll möglichst morgens, direkt nach dem Aufstehen und auf jeden Fall vor dem Zähneputzen eingenommen werden. Zu diesem Zeitpunkt kann die Lebenskraft gut auf die Energie des Medikamentes reagieren. Im Idealfall sollte man nach der Einnahme eine Stunde lang ruhen, damit der Heilreiz des Medikamentes ungestört reagieren kann.

Tabletten werden aus den entsprechenden Verreibungen gepresst und erhalten die Bezeichnung des Verdünnungsgrades der verwendeten Verreibung. Allerdings werden sie nur bis zur Potenzstufe C4 oder D4 korrekt potenziert.

Weitere Darreichungsformen nennt das Homöopathische Arzneibuch. Diese spielen jedoch in der Praxis kaum eine Rolle: flüssige Verdünnungen zur Injektion, flüssige Einreibungen, Salben, Zäpfchen und Augentropfen.

So steht ein fast unendlich breites Spektrum an homöopathischen Arzneien zur Verfügung. Der homöopathische Arzneimittelschatz hat über 2.500 Mittel, die wiederum in den verschiedenen Potenzstufen und Darreichungsformen angeboten werden. Daraus wird individuell für jeden Patienten das passende Mittel herausgesucht.

Q-Potenzen – die besondere Hochpotenz

Die Q- oder LM-Potenzen entwickelte Hahnemann erst im hohen Alter. Er war auf der Suche nach einer mild wirkenden Arznei und kam auf eine neue Zubereitungsform. Im Gegensatz zu den rasch und intensiv wirkenden C-Potenzen wirken die Q-Potenzen wesentlich sanfter und sind gerade für chronisch kranke Menschen viel schonender.

Die ersten drei Potenzierungsschritte erfolgen durch Verreibung im Mörser. Zunächst wird die Ursubstanz mit der 100fachen Menge Milchzucker in dem bereits oben beschriebenen Procedere verrieben. Diese C1-Potenzierung wird noch zweimal im Verhältnis 1:100 mit Milchzucker verdünnt und verrieben. Damit wird die C3-Verreibung erreicht. Die nächsten Potenzierungsschritte erfolgen durch weitere Verdünnung mit Weingeist im Verhältnis 1:50.000. Vor je-

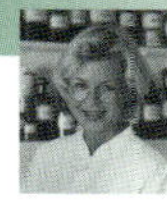

dem weiteren Verdünnungsschritt erhält das Medikament 100 zusätzliche Schüttelschläge.

Das Arzneimittel wird bei kontinuierlicher Steigerung der Potenz so lange genommen, bis die Symptome wiederkommen, die zu Beginn der Einnahme verschwunden sind. Dies wird als ein Signal der Lebenskraft, dass die Behandlung mit diesem Mittel abzuschließen ist, gedeutet. Nach einer mehrtägigen Pause entscheiden die Restsymptome, ob die Behandlung mit einem Folgemittel fortzusetzen ist.

Komplexmittelhomöopathie

Homöopathische Komplex- oder Kombinationsmittel sind Gemische aus verschiedenen Einzelmitteln. Es werden mindestens zwei, meistens sind es fünf oder sechs, manchmal auch noch mehr verschiedene Mittel kombiniert, die auch als Einzelmittel bei den entsprechenden Beschwerden eingesetzt werden. Komplexmittel sind in ihren Einzelbestandteilen homöopathisch geprüft, nicht jedoch als Mischung. Sie werden wie pflanzliche oder schulmedizinische Arzneien per Indikation verordnet und nicht nach der Ähnlichkeitsregel der klassischen Homöopathie. Über das Für und Wider von Komplexmitteln wird heftig gestritten. Arzneimittelhersteller versuchen Komplexmittel als die schnelle, moderne Homöopathie zu verkaufen, die die zeitaufwendige Fallaufnahme überflüssig machen. Homöopathische Ärzte hingegen kritisieren die ungezielte Schrotschusstherapie, bei der nicht bekannt ist, wie die Wechselwirkung der einzelnen Arzneien zueinander ist und die Arznei nicht nach dem Ähnlichkeitsgebot, sondern nach der Indikation verordnet wird.

INFO

Komplexmittel sind umstritten, da nur die einzelnen Bestandteile geprüft sind, aber nicht ihre Wirkung als Mischung. Außerdem ist wahrscheinlich, dass sich Wirkungen untereinander aufheben.

Mehr Schein als Sein – der Placebovorwurf

Homöopathische Arzneimittel werden gern von den Kritikern der Homöopathie mit Scheinmedikamenten, den Placebos, gleichgesetzt. Da nicht sein darf, was nicht sein kann, denn schließlich findet sich ab der Potenz C12 kein Molekül des Ausgangsstoffs mehr in der Arznei, muss die Einbildung des Patienten für seine rasche Heilung

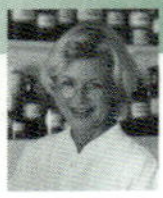

verantwortlich sein. Warum dieses Phänomen verstärkt in homöopathischen Praxen anzutreffen ist und seltener in schulmedizinischen, erklärt der Kritiker damit, dass sich der homöopathische Therapeut sehr viel Zeit für seine Patienten nimmt. Für den einzelnen Patienten, dem die Homöopathie geholfen hat, spielt der Wissenschaftsstreit keine Rolle. Auch in der täglichen Homöopathie-Praxis bewähren sich die homöopathischen Arzneien. Denn ist das homöopathische Einzelmittel nach den Regeln der Therapie ausgewählt, wird es wirken. Dies wird es bei Tieren und bei Säuglingen und bei Kleinkindern gleichermaßen. Tiere und Kleinkinder lassen sich nicht von den Globuli täuschen. Sie „glauben" nicht an ihre Wirkung. Auch wird die Arznei einem schlafenden Säugling helfen, dem man die Kügelchen in den Mund geschoben hat. Belladonna, die Tollkirsche, zum Beispiel wird bei einem hochfiebernden Kind mit rotem, heißem Kopf und kalten Armen und Beinen deshalb wirken, weil das Kind Symptome entwickelt hat, die ihre Entsprechung im Arzneimittelbild von Belladonna haben, und nicht deshalb, weil dieses Kind an die Homöopathie glaubt. Wäre Belladonna nun aber nicht die richtige Arznei gewesen, hätte sie dem fiebernden Kind auch nicht geholfen, da das Symptombild des kranken Kindes und das Arzneimittelbild der Tollkirsche sich nicht entsprechen. Da spielt es auch keine Rolle, ob die Eltern an die heilende Kraft der Homöopathie glauben.

Der Placebovergleich hinkt auch an anderer Stelle. Ein reines Zuckerkügelchen ist nicht in der Lage, eine Erstverschlimmerung zu bewirken. Diese tritt auch bei Menschen ein, die an eine direkte Heilung ohne Umweg über eine Verschlimmerung ihrer Symptome geglaubt hatten.

WICHTIG

Homöopathie hat nichts mit Glauben zu tun. Häufig werden ungläubige Ehemänner von ihren überzeugten Ehefrauen zu einer homöopathischen Behandlung gedrängt. Wenn es dann die ersten Globuli gibt, nimmt man sie halb belustigt ein – und ist später von der unerwarteten Wirkung überrascht.

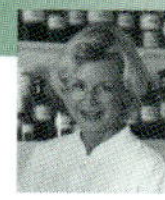

Die Arzneimittelprüfung

Arzneimittelprüfungen sind die wichtigste Grundlage für die Therapie mit homöopathischen Arzneien. Wesentlich ist, dass eine Prüfung mit einer Arznei oder eines arzneilich wirksamen Stoffes nach festen Regeln durchgeführt wird. „Also genau, sorgfältig genau, müssen die Arzneien, von denen Leben und Tod, Krankheit und Gesundheit der Menschen abhängen, von einander unterschieden und deßhalb durch sorgfältige, reine Versuche auf ihre Kräfte und wahren Wirkungen im gesunden Körper geprüft werden …“, gab Samuel Hahnemann im *Organon* vor.

Die Gruppe der Prüflinge wird dafür sorgfältig ausgewählt. Wichtig ist, dass sowohl Frauen als auch Männer teilnehmen und dass verschiedene Altersgruppen vertreten sind. Andere Kriterien sind, die Prüfer müssen gesund sein und zuverlässig die zu prüfende Arznei einnehmen und alle beobachteten Symptome dokumentieren. Natürlich weiß kein Prüfling, welche Arznei er nimmt. Ein genauer Prüfplan regelt zum Beispiel, wann und wie oft die Arznei in welcher Potenz genommen wird. Da von dieser Beschreibung der Erfolg der Prüfung abhängt, muss dies sehr detailliert gemacht werden – eine schwierige Aufgabe, immer die richtigen Worte für wahrgenommene Veränderungen zu finden. Notiert wird die Art der Empfindungen, wann sie auftreten und wie sie sich entwickeln, wo sie zu spüren sind, die Modalitäten und alle Begleitumstände. Zum Beispiel: Die Kopfschmerzen beginnen plötzlich, pulsierend, oft nur rechtsseitig, die Hände und Füße sind eiskalt. Der Kopf fühlt sich an, als ob er platzen wollte. Licht, Erschütterung, Bücken und Bewegung verschlimmern den Schmerz stark.

So wird's gemacht

Jeder Proband führt ein Prüftagebuch und schreibt ganz genau und möglichst zeitnah auf, was er an sich beobachtet.

Diesem schriftlichen Bericht folgt noch ein Gespräch mit dem Prüfungsleiter, um die erhobenen Daten zu präzisieren und auch zu objektivieren. Doch mit einer Arzneimittelprüfung ist es nicht getan, damit eine neue Arznei in die homöopathische Materia medica aufgenommen werden kann. In weiteren Prüfungen müssen die Prüfsymptome erst noch bestätigt werden.

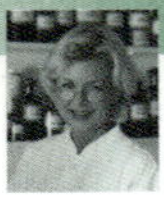

Das Arzneimittelbild

Aus mehreren Quellen setzt sich ein Arzneimittelbild zusammen. Die wichtigste ist die Arzneimittelprüfung mit der potenzierten Arznei an gesunden Menschen. Weitere Quellen sind die Beobachtungen aus Vergiftungsfällen sowie die Literatur über Herkunft, traditionelle Anwendungen und therapeutische Erfahrungen. Langsam entsteht ein Bild von dem Arzneimittel. Damit es in der homöopathischen Arzneimittellehre, der Materia medica, seinen Platz findet, müssen die vielen Informationen so sortiert werden, damit mit ihnen auch gearbeitet werden kann. Zuerst werden die Ausgangsstoffe beschrieben: ihre Herkunft, ihre Toxikologie und auch ihre traditionelle medizinische Verwendung. Die Liste der Geistes- und Gemütssymptome kommt oft im Anschluss, es folgen die Lokalsymptome nach dem anatomischen Kopf-zu-Fuß-Schema sowie die Punkte Frost, Fieber, Schweiß, Haut und Schlaf. Arzneimittelbilder sind die verlässliche Grundlage, auf der die passende homöopathische Arznei gewählt wird.

WICHTIG

Ein Arzneimittelbild ist eine sehr komplexe Sache und für die erfolgreiche Behandlung schwerwiegender Erkrankungen reicht es nicht aus, nur einige charakteristische Merkmale verschiedener Arzneimittelbilder zu kennen.

Beispiel: Hypericum perforatum – das Johanniskraut

Seit über 2000 Jahren kommt Johanniskraut als Heilpflanze zum Einsatz. Sie hat im Volksmund viele Namen, unter anderem: Johannisblut, Herrgottsblut und Hexenkraut, Stund- oder Konradskraut, Fleuchteufel, Frauenkraut und Mannskraft.

Viele Sagen und Geschichten ranken sich um diese fast auf der ganzen Erde verbreiteten Pflanze. Ihre lanzenförmigen Blätter sind mit schwarzen Drüsen überzogen, die ein ätherisches Öl enthalten. Die Erfolgsstory von Hypericum ist noch lange nicht zu Ende geschrieben. Erst in jüngster Vergangenheit gelang es einem Freiburger Forscherteam einen isolierten Wirkstoff der Pflanze, das Hyperforin, hochgereinigt einzusetzen. Und das Resultat war erstaunlich: Hyperforin wirkte antibakteriell, es tötete gar Bakterien, die schon multiresistent waren, denen also verschiedene Antibiotika nichts mehr anhaben konnten.

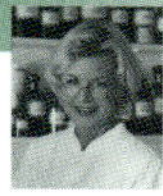

Doch mit der Erforschung der Pflanze wurde bereits in der Antike begonnen. Die alten Christen weihten die Pflanze dem Märtyrer Johannes dem Täufer. In der christlichen Tradition wurde die Pflanze auch eine Metapher für das Licht. Das Kraut mit den gelben Blüten wurde gegen Ischiasbeschwerden und Brandwunden empfohlen. Von Hippokrates wurde es zur Behandlung innerer Eiterungen und Lungenerkrankungen verwendet.

Hypericin regt den Stoffwechsel an und gibt Sauerstoff an die Zellen ab. Daraus erklären sich die vielen Wirkungen der Pflanze: energiespendend, wundheilend, schmerzstillend, beruhigend, nervenstärkend, krampflösend und blutreinigend.

Betrachtet man die lange Liste der Heilwirkungen von Johanniskraut, ist es nicht erstaunlich, dass es seit Jahrhunderten eine der bekanntesten Heilpflanzen ist.

Paracelsus schrieb

„... dass dieses Kraut eine Hilfe ist, für alle innerlichen und äusserlichen Öffnungen der Haut."

Prüfungsergebnisse von Hypericum perforatum, Johanniskraut

Geist/Gemüt Sehr vergesslich, zum Beispiel werden beim Schreiben Buchstaben vergessen oder beim Sprechen, was man sagen wollte. Ängstlicher und geistig erregter Zustand, so, als ob zu viel Tee getrunken wurde. Eine Wunde kann eine große nervöse Erschöpfung auslösen.

Kopf Schweregefühl und Schwindel, Stechen im Hirn und vor allem nachmittags das Gefühl von Hitze und Brennen am Scheitel. Die Stirn fühlt sich an, als ob sie mit einer kalten Hand berührt wird. Gefühl, als würde der Kopf lang gezogen. Kopfschmerzen, die sich in die Jochbögen oder die Backen ausweiten und nach einem Sturz kommen Augenschmerzen hinzu. Charakteristisch sind verschwitzte Haare und ein brennend heißen Körper.

Augen Stechen im rechten Auge und am Lid und häufig ein Gerstenkorn am linken Unterlid.

Ohren Abends ein stechendes Gefühl am rechten Ohr. Frauen haben während der Periode ein sehr empfindliches Gehör.

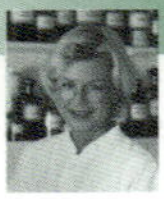

Nase Wund und trocken und juckend, ständiger Drang, Finger in sie zu stecken. Schmerzender Nasenrücken.

Gesicht Heißes, gedunsenes Gesicht, Reißen und Ziehen in der Backe. Ausschlag um den Mund und am rechten Ohr.

Mund Mund und Lippen sehr trocken und brennend heiß. Die Zunge weiß belegt oder gelblich und fader Geschmack, wie nach Blut.

INFO

Johanniskraut wächst überall an trockenen Orten, Wald- und Wiesenrändern, Berghängen. Die Pflanze wird etwa 60 cm hoch.

Hals Eine warme Bewegung ist im Hals zu spüren.

Magen Durst auf warme Getränke, jedoch Aufstoßen nach dem Trinken von Wasser. Morgens und abends großen Appetit, aber schon nach wenig Essen Druck im Magen, Übelkeit und schnelles Erbrechen.

Bauch/Darm Bauch aufgebläht und sticht, besser bei Stuhlgang. Jedoch häufig Durchfall abends und morgens. Aber auch Verstopfung möglich. Hämorrhoiden, die sehr schmerzen und bluten.

Harnorgane Nachts starker Harndrang, Reißen in den Genitalien, Schwindel. Bei Frauen ist die Harnröhre oft geschwollen und verhärtet und sehr empfindlich.

Geschlechtsorgane, weiblich Periode beginnt zu spät, Ziehen in der Gebärmutter.

Atemwege Heiser, der Kehlkopf und der Rachen sind gereizt. Trockener, bellender Husten, vor allem abends.

Herz Schneller, harter Puls. Abends das Gefühl, als ob das Herz herunterfallen würde.

Rücken Berührungsempfindliche Halswirbel. Jede Bewegung der Arme und des Halses schmerzt nach einem Sturz. Ist man auf das Steißbein gefallen, fällt Gehen und Bücken schwer, heftige Schmerzen. Auch Lähmungsgefühle im Rücken.

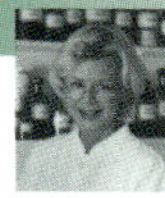

Extremitäten Rheuma in den Gelenken, vor allem der Knie. Lähmungsgefühle, vor allem im linken Arm und im rechten Fuß. Gehen fällt schwer nach einer Wirbelsäulenverletzung. Extremitäten zittern und sind schwach.

Haut Auf den Händen zeigt sich eine Art stechender Nesselausschlag.

Schlaf Ständig müde. Arme und Beine zucken beim Einschlafen, heftige Träume und Reden im Schlaf. Trotz ausreichendem Schlaf morgens müde, mittags aber fit.

Fieber Hohes Fieber, gedunsenes Gesicht, heißer Kopf, verschwitzte Haare und Haut, schneller Puls, fühlt sich leicht beengt.

Modalitäten Feuchtigkeit, Nebel oder kalte Luft verschlimmern das Befinden.

Zusammengefasst: Hypericum hilft bei vielen Schmerzen

In der Homöopathie kommt Johanniskraut bei folgenden Beschwerden zum Einsatz: Kopfverletzungen mit anhaltenden Nervenschmerzen. Bei Stich- und Schnittwunden, Wund- und Narbenschmerzen nach Operationen, besonders an Körperstellen, an denen viele Nervenenden liegen. Verletzungen oder Stauchungen der Wirbelsäule, etwa ein Schleudertrauma nach einem Verkehrsunfall. Bei einer Steißbeinprellung, wenn die Schmerzen sehr stark sind und nach oben und unten ausstrahlen. Bei Zahnschmerzen, wenn die Behandlung eine Nervenreizung hervorgerufen hat. Wurde bei einem Unfall die Zahnwurzel stark beschädigt, droht ein Absterben des Zahns. Durch längere Gabe von Hypericum, etwa für drei bis fünf Wochen, kann dies verhindert werden.

Bei allen Arten von Nervenverletzungen

Hypericum, Johanniskraut, hilft bei allen Arten von Verletzungen an denen Nerven beteiligt sind.

Hypericum hilft bei außergewöhnlich starken Schmerzen, die nicht nur auf eine kleine Stelle begrenzt sind, sondern den ganzen Nerv entlang strahlen. Es kann ein taubes Gefühl oder Ameisenkribbeln auftreten. Die Symptome verschlechtern sich bei Berührung, Erschütterung, Bewegung, Anstrengung oder Kälte.

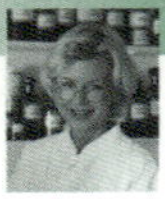

Zur Herstellung der homöopathischen Arznei wird die ganze, frische, blühende Pflanze und die frischen, oberirdischen Teile der blühenden Pflanze verwendet. So schreibt es das amtliche Homöopathische Arzneibuch (HAB) vor. Und in Blüte steht das Johanniskraut an einem der längsten Tage im Jahr, dies ist um den 24. Juni, dem Johannistag.

Arzneimittelbilder und Menschentyp

Das Ergebnis einer ausführlichen Erstanamnese kann ein Konstitutionsmittel sein. Um es zu ermitteln, werden viele Informationen vom Patienten benötigt, die entweder vom ihm erfragt oder vom Therapeuten beobachtet werden. Denn neben den Krankheitssymptomen notiert sich der Arzt oder die Ärztin auch, wie der Patient aussieht, wie er sich verhält, was und wie er etwas sagt, sein Temperament, Stärken und Schwächen und vieles mehr. Wichtig sind die eigentümlichen, ganz individuellen Symptome und Vorlieben, zum Beispiel, ob er oder sie lieber salzig oder scharf isst, schnell oder langsam trinkt.

INFO

Die Konstitutionsbehandlung kann sehr langwierig sein. Nicht immer ist das erste Mittel schon das richtige.

Das Konstitutionsmittel ist eine Arznei für den ganzen Menschen, die sein gesamtes emotionales, geistiges und körperliches Spektrum abdeckt und eine Entsprechung in einem Arzneimittelbild findet. Deswegen wird zum Beispiel vom Pulsatilla-, Phosphor- oder Sulfur-Typ gesprochen. Es werden bei jedem Konstitutionstyp deutliche charakteristische Merkmale hervorgehoben, aber das darf nicht absolut gesetzt werden. Viele charakteristische Eigenschaften unterschiedlicher Arzneimittel überschneiden sich und auch ein Sepia-Typ kann ein sehr fröhlicher Mensch sein. Und einmal Sepia heißt nicht, ein Leben lang diesem Typ zu entsprechen. Zwar gibt es das, dass ein Arzneimittel während des gesamten Lebens zutrifft, die Regel ist es nicht. Wahrscheinlicher ist, dass im Laufe des Lebens vier oder fünf verschiedene Konstitutionsmittel ihre Zeit haben. Und alles hat zwei Seiten: Zu den charakteristischen Eigenschaften des Konstitutionsmittels gehören ebenso dessen Kehrseiten. Pulsatilla ist nicht nur der liebenswürdige Sonnenschein, sie kann auch sehr mürrisch und kratzbürstig sein.

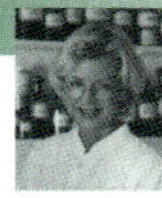

Beispiel: Pulsatilla, die Wiesen-Küchenschelle

Als Konstitutionsmittel wird Pulsatilla vor allem bei Frauen und Kindern eingesetzt. Diese sind meistens sanft und hübsch, haben blondes oder hellbraunes Haar und einen hellen Teint. Sie sind weder dick noch dünn und häufige Gewichtsschwankungen sind bei ihnen ganz normal. Schwankungen sind überhaupt ein typisches Merkmal. Schmerzen tauchen zum Beispiel plötzlich auf und verschwinden oft genauso schnell wieder. Oder eben war er noch voller Energie, im nächsten Moment kann der Pulsatilla-Mensch plötzlich sehr erschöpft sein. Wechselhaft sind auch seine Krankheitssymptome. Sie verschieben sich häufig von einem Körperteil zum anderen, oder auch von einer Körperseite auf die andere.

INFO

Pulsatilla, heute eine selten gewordene Pflanze, gehört zu den ersten Frühlingsboten. Nach altem Volksglauben sind alle Frühjahrspflanzen unverletzlich.

Bewegung tut diesem Typ gut und frische Luft, er friert jedoch sehr schnell, kann aber auch keine zu große Sonnenhitze vertragen. Die Symptome verschlechtern sich abends.

Die Geistessymptome sind es aber, die bei diesem Mittel im Vordergrund stehen. Charakteristisch für Pulsatilla ist ihre Liebenswürdigkeit und Umgänglichkeit, ihre Abhängigkeit, Flexibilität und ihre Gefühlsbetontheit.

Liebenswürdig und umgänglich

Pulsatilla ist anderen Menschen gegenüber freundlich und wohl gesonnen, auch wenn sie zunächst oft schüchtern ist. Ist das überwunden, kommt schnell das typische ungezwungene Verhalten. Sie liebt die Gesellschaft, auch die von Tieren, und sorgt gerne für Kleinere und Schwächere.

Pulsatilla hat ein angenehmes, einnehmendes Wesen, eine freundliche Art, ein sympathisches Gesicht, ein gewinnendes Lächeln, ist sanft, ausgeglichen und nachgiebig. Sie kann gut auf andere eingehen und ist offen für ihre Gefühle, sie nimmt Rücksicht.

Als Kind ist Pulsatilla gehorsam, streitet nicht und ist hilfsbereit. Es sucht Anerkennung und ist oft das Lieblingskind der Familie. Wenn etwas passiert ist, ist es nicht nachtragend, und möchte gemachte Fehler wieder gut machen.

Gruppen kann es als Kind oder Erwachsener zusammenhalten, scheut Konflikte und braucht Harmonie.

Pulsatilla gibt gerne Verantwortung ab, ist häufig verwöhnt, was bis zur Selbstsucht gehen kann. Der Typ ist oft sehr eifersüchtig und besitzergreifend.

Die andere Seite der liebenswürdigen Pulsatilla ist mürrisch, schlecht gelaunt, unzufrieden und launisch

Abhängig

Pulsatilla braucht die Gruppe, um sich anzulehnen und fordert viel Zeit und Aufmerksamkeit von Freunden und Familie. Sie hat Angst vor Einsamkeit, vor allem abends, und davor, verlassen zu werden. Deshalb klammern Pulsatilla-Kinder stark an ihrer Bezugsperson, weinen oder jammern, wenn diese geht. Sie werden auch nicht gerne erwachsen und behalten sich oft eine kindliche Art. In einer Partnerschaft macht sich der Pulsatilla-Typ gerne abhängig vom Partner und sucht seine starke Schulter und Anerkennung. Doch tut er sich schwer, sich für einen Partner zu entscheiden, denn er verliebt sich gern und oft und hinterfragt ständig getroffene Entscheidungen.

Die seltene Kehrseite: Angst vor dem anderen Geschlecht, argwöhnisch, kein Vertrauen.

INFO

Im Gegensatz zu Johanniskraut wird die Küchenschelle, außer in der Homöopathie, heute nicht als Heilpflanze verwendet.

Flexibel

Pulsatilla ist chronisch unentschlossen, unbeständig und über das ständige Hin und Her selbst genervt. Da sie sich mit eigenen Entscheidungen schwer tut, verlässt sich der Pulsatilla-Typ gern auf das Urteil oder die Entscheidung anderer. Da er sich sehr gut auf andere einstellen kann, zeichnet sich dieser Typ auch durch eine emotionale Beweglichkeit aus.

Gefühlsbetont

Pulsatilla ergeht sich gerne in Selbstmitleid und setzt dies auch als Hilfsmittel ein, um Aufmerksamkeit zu erhalten. Auch fließen häufiger die Tränen, dann ist es schwer, ihr etwas auszuschlagen, und sie erreicht so ihr Ziel. Sie ist ein ängstlicher Typ. Vor allem hat sie Angst

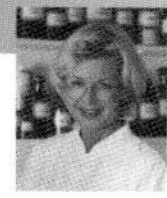

vor Dunkelheit, vor dem Alleinsein, nicht geliebt zu werden, vor Krankheiten und Streit. Typisch für Pulsatilla ist, dass sie sich leicht angegriffen fühlt. Sie hat Angst, dass hinter ihrem Rücken über sie gelacht oder schlecht gesprochen wird.

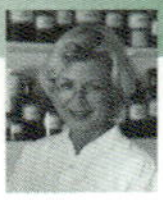

Forschung in der Homöopathie – dem Wirkmechanismus auf der Spur

So alt wie die Homöopathie ist der Vorwurf, man könne ja gleich einen Tropfen Urtinktur in den Bodensee geben. Der Vergleich hinkt, denn noch niemand hat den Bodensee auch verschüttelt ... Rechnerisch ist in einer Potenz oberhalb der D23 oder der C12 weniger als ein Molekül des Ausgangsstoffs pro Gramm zu finden und genau das ist der Punkt, an dem die Kritiker der Methode ansetzen. Dass homöopathische Arzneimittel wirksam sind, belegen zahllose Fälle seit über 200 Jahren. Auch, dass gerade Hochpotenzen sehr kraftvolle, lang wirkende Mittel sind, im Gegensatz zu den Tiefpotenzen, die im akuten Fall zum Einsatz kommen und schnell einen Impuls zur Heilung setzen müssen. Doch Einzelfallbeschreibungen – und seien es noch so viele – haben wissenschaftlich nur einen geringen Stellenwert, da sie nicht wiederholbar sind und auch der identische Vergleichsfall fehlt.

Erklärbarkeit der Homöopathie

Auch wenn die Wirksamkeit homöopathischer Arzneien mehr als tausendfach am Patienten bewiesen wurde, weiß man bisher wenig über den dahinter stehenden Wirkmechanismus, was – natürlich – die Kritiker auf den Plan ruft, aber auch die Forschung.

Es gibt verschiedene Ansätze in der Forschung, die mal mehr und mal weniger Nutzen für die Homöopathie als Therapiemethode haben, da nicht in jedem Ansatz auf die Besonderheiten der Methode eingegangen wird. Da Forschung an den Hochschulen nicht statt findet und es staatliche Unterstützung kaum gibt, hat der Deutsche Zentralverein homöopathischer Ärzte (DZVhÄ) im Jahre 2001 das Europäische Institut für Homöopathie (InHom) in Köthen/Anhalt gegründet. Von dort wird Homöopathie-Forschung organisiert und koordiniert und über die Homöopathie-Stiftung werden Gelder gesammelt, um die Homöopathie als moderne und zeitgemäße Medizinrichtung voranzubringen.

Rechtfertigungsforschung – die Methode auf dem Prüfstand

Die Homöopathie gehört laut Sozialgesetzbuch V (SGB V) zu den besonderen Therapiemethoden. Sie hat dadurch zwar einen speziellen

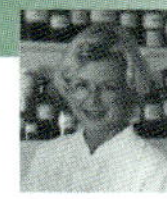

Noch sind viele Fragen offen

Warum homöopathische Arzneimittel heilen, darüber gibt es bislang nur Theorien. Dass sie es tun, ist wissenschaftlich jedoch belegt.

Mit Hilfe verschiedener Forschungsansätze wird versucht, die Geheimnisse der Homöopathie zu enträtseln, denn noch sind viele Fragen offen:

Größere Studien – zum Beispiel des Wissenschaftlers Klaus Linde von der Universität München – belegen eindeutig, dass die Wirksamkeit eines homöopathischen Arzneimittels deutlich höher ist, als die eines Placebos.

Forschungsansätze

Homöopathie auf dem Prüfstand

Die Wirksamkeit der Homöopathie wurde schon mehrfach wissenschaftlich nachgewiesen. Für alle Anwender, besonders aber für die Patienten, bleibt zu hoffen, dass sie bald in das System der gesetzlichen Krankenkassen integriert wird.

Status in der Vielzahl der Therapierichtungen, bleibt aber aus der Sicht der vorherrschenden naturwissenschaftlich orientierten Schulmedizin trotzdem eine Außenseitermethode. Deshalb wird in der Rechtfertigungsforschung nicht ein bestimmtes Medikament oder ein Krankheitsbild erforscht, sondern die gesamte Methode steht auf dem Prüfstand. Nur wenn es mehreren Forschergruppen unabhängig voneinander gelingt, zu zeigen, dass homöopathische Medikamente wirksamer sind als eine Placebo-Therapie, würde die Homöopathie von Schulmedizinern als wissenschaftlich nachgewiesen akzeptiert werden. Dies ist zwar schon mehrmals geschehen, die Kritik an der Homöopathie ändert sich inhaltlich aber nicht. Wichtig ist diese Anerkennung zum Beispiel für eine vollständige Integration der Homöopathie in das System der gesetzlichen Krankenversicherung und für die Etablierung an den Hochschulen da damit auch der Zugang zu Forschungsgeldern gesichert wäre.

Schulmedizinisches Design für die Homöopathie-Forschung?

Während sich die Grundlagenforschung damit beschäftigt, das Wirkprinzip der Homöopathie zu entschlüsseln, geht es in der klinischen Forschung um den Nachweis ihrer Wirksamkeit mit den Spielregeln der Schulmedizin. Die gängige und für die Naturwissenschaft einzige Methode dazu ist die Durchführung von placebo-kontrollierten, doppelblinden Studien. Dabei werden die Patienten nach einem Zufallsprinzip einer homöopathischen oder einer Placebo-Therapie

Und sie wirkt doch!

Mit randomiseirten Doppelblindstudien die Wirksamkeit homöopathischer Arzneien nachzuweisen ist schwierig, da eine homöopathische Therapie anders funktioniert als diese schulmedizinische Prüfung voraussetzt. Doch trotzdem ...

zugewiesen. Weder Patienten noch Untersucher wissen, welcher Gruppe ein bestimmter Patient jeweils angehört. Die Frage ist, ob sich das Design einer schulmedizinischen Doppelblindstudie auf die homöopathische Therapie übertragen lässt. Schließlich soll in diesen Untersuchungen der Wirksamkeitsnachweis eines Medikaments, das bei Hunderten von Patienten eingesetzt wird, erbracht werden. Ein Vorgehen, das der individuellen Arzneimittelfindung in der Homöopathie widerspricht.

Der große Vorteil solcher teuren und aufwendigen Studien ist ihre wissenschaftliche Beweiskraft. Der große Nachteil liegt darin, dass hier eine Art der Behandlung vorliegt, die so in der Praxis nicht stattfindet. In der Homöopathie werden eben selten viele Patienten mit dem gleichen Medikament für eine umschriebene Erkrankung behandelt. Und so besitzen auch viele der positiv ausgefallenen Doppelblindstudien für den therapeutischen Alltag wenig Relevanz.

Metaanalyse von Klaus Linde

Trotz dieser Schwierigkeiten hat es in den letzten Jahrzehnten mehr als hundert homöopathische Studien gegeben, die nach diesen Kriterien durchgeführt wurden. Um eine Übersicht über die Ergebnisse dieser Forschungen zu bekommen, wurden von einer Arbeitsgruppe um den Münchner Wissenschaftler Klaus Linde alle bis 1995 durchgeführten randomisierten Doppelblindstudien kritisch analysiert. Die Ergebnisse seiner Metaanalyse veröffentlichte Linde 1998 in der angesehenen britischen Fachzeitschrift *Lancet* und brachte damit die feste Bastion der Homöopathie-Kritiker nachhaltig ins Schwanken. Sein Ergebnis: 67 Prozent der insgesamt 89 ausgewerteten Studien hatten ein positives Ergebnis für die Homöopathie gebracht. Die Hypothese, klinische Effekte der homöopathischen Therapie seien ausschließlich auf Placebowirkung zurückzuführen, konnte damit eindeutig widerlegt werden. Auch die heftigsten Kritiker mussten dieses Ergebnis akzeptieren. Der Linde-Studie wurde nicht nur eine methodisch und wissenschaftlich saubere Arbeit bescheinigt, sondern sie hatte auch den so genannten *publication bias* berücksichtigt. Eine mögliche Verzerrung des Gesamtergebnisses durch Unterschlagung negativer Studien war somit ebenfalls ausgeschlossen.

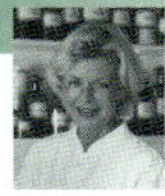

Ergebnisforschung – Einzelfälle aus der Praxis

In der Ergebnisforschung wird sich mit den wichtigen Aspekten der Homöopathie im Praxisalltag beschäftigt. In der Regel sind es Einzelfalldarstellungen – so genannte Kasuistiken – die in der homöopathischen Fachpresse veröffentlicht werden. Beschrieben werden in der Regel erfolgreich verlaufende Heilungen unter ungewöhnlichen und schwierigen Umständen. Aus diesen zum Teil sehr detaillierten Schilderungen können homöopathische Therapeuten einen großen Nutzen für ihre eigene Praxis ziehen. Allerdings haben Kasuistiken keine wissenschaftliche Beweiskraft und werden von den Kritikern der Methode als Anekdoten belächelt. Sie geben auch kein realistisches Bild der Wirklichkeit wieder, da in der Regel nur die erfolgreich verlaufenden Behandlungen geschildert werden.

Erfahrungsheilkunde

Selbst nach bewiesener Wirksamkeit der Homöopathie wird sie oftmals noch belächelt.

Evaluations-Studien – Forschung unter Praxisbedingungen

Evaluations-Studien werden beispielsweise von verschiedenen gesetzlichen Krankenkassen durchgeführt, die während des Projekts die gesamten Kosten einer homöopathischen Behandlung übernehmen können. Diese Modellprojekte laufen fünf bis höchstens acht Jahre und liefern aussagekräftige Daten unter realen Praxis-Bedingungen über Patienten, Krankheitsbilder, Arzneimittelwahl mit Begründung, Höhe der Potenzen, Einschätzung des Heilungsverlaufes durch den Arzt oder die Ärztin und durch den Patienten. Diese Studien haben eine größere Praxisbedeutung als die Doppelblindstudien, die erhobenen Daten werden sorgfältig dokumentiert und ausgewertet. Nach dem Abschluss eines Projekts hat man ein sehr genaues Bild davon, welche Patienten unter welchen Umständen die Hilfe homöopathischer Ärzte aufsuchen, und vor allen Dingen, wie sie in der Praxis behandelt werden und welche Ergebnisse dabei zu erzielen sind. Und noch eine relevante Frage wird beantwortet: Was kostet eine homöopathische Behandlung, beispielsweise einer Neurodermitis, im Vergleich zu einer schulmedizinischen Therapie.

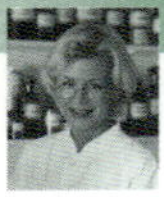

Überzeugende Ergebnisse beim Projekt der Innungskrankenkassen

Die Ergebnisse der Evaluationsstudien werden mit viel größerem Interesse als die der klinischen Studien erwartet. Schließlich wird in ihnen der Therapieerfolg der homöopathischen Behandlung in der Praxis überprüft. Zum Beispiel liegen die Ergebnisse des Modellversuchs der Innungskrankenkasse Sachsen-Anhalts vor, die in den Jahren 1995 bis 2000 ein Modellprojekt durchgeführt hat. Hierbei wird der therapeutische Nutzen, die Risiken und die Wirtschaftlichkeit der Homöopathie erforscht. Die Auswertung hat schließlich gezeigt, dass etwa 70 Prozent der teilnehmenden Patienten eine Verbesserung der Beschwerden feststellten. 60 Prozent der Patienten konnten die Behandlung erfolgreich beenden. Ein Ergebnis, das mit der Beurteilung der behandelnden Ärzte übereinstimmt. Über Nebenwirkungen konnten sechs Prozent berichten, jedoch waren knapp 80 Prozent der Patienten mit der Homöopathie so zufrieden, dass sie sich wieder in eine homöopathische Behandlung begeben würden. Denn diese Behandlung hatte eine erstaunliche Langzeitwirkung auf die gesundheitsbezogene Lebensqualität der Studienteilnehmer. Das zeigte sich noch in einem anderen Bereich und dürfte Kassenvertreter und Sozialpolitiker freuen: Die Arbeitsunfähigkeitstage sind spürbar weniger geworden. An der Studie nahmen vor allem Patienten mit chronischen Erkrankungen wie Migräne, Neurodermitis, Asthma bronchiale und Nebenhöhlenentzündung teil, die alle schon verschiedene andere Therapieversuche hinter sich hatten.

Kostensenkende Behandlung

Auch Krankenkassen beobachten die Wirkungen homöopathischer Behandlungen und registrieren beispielsweise das Zurückgehen von Arbeitsunfähigkeitstagen bei chronisch Kranken.

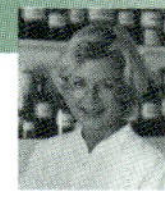

Beispiele aus der Welt der Wissenschaft

Fullerene und Homöopathie – eine Erklärung der Wirksamkeit homöopathischer Verdünnungen rückt näher

Werden organische oder anorganische Stoffe mit Wasser immer weiter verdünnt, verteilen sich die Moleküle in manchen Fällen nicht frei in der Lösung, sondern klumpen zusammen und bilden Molekülaggregate, so genannte „Cluster". Dieser Effekt verstärkt sich mit zunehmender Verdünnung, indem sich immer größere Aneinanderlagerungen von Clustern bilden, wie Kurt Geckeler und Shashadhar Sambal am südkoreanischen Kwangjuan Institute of Science and Technology am Beispiel von Fullerenen (Fußball-förmigen C60-Molekülen), Natriumguanosinmonophosphat, DNA und Natriumchlorid herausgefunden haben.

INFO

Fullerene bestehen ausschließlich aus Kohlenstoffmolekülen (Cluster). Sie enthalten eine gerade Anzahl von Atomen, am häufigsten 60 oder 70 Kohlenstoffatome.

Diese im November 2001 im *New Scientist* veröffentlichte und für die Wissenschaft völlig unerwartete reproduzierbare Entdeckung, ist ein weiterer Hinweis darauf, dass sich verdünnte Lösungen anders verhalten, als bisher angenommen.

Damit sind die beiden Forscher einer Erklärung der Wirksamkeit homöopathischer Verdünnungen auf der Spur, denn übereinstimmend mit der homöopathischen Potenzierung trat der Effekt nur in polaren Lösungsmitteln (Wasser) auf und nahm mit steigender Verdünnung an Intensität zu.

Diese Cluster verändern die Struktur des gesamten Wassers, wobei diese Entdeckung mit den schon lange bekannten Theorien der Wiener Homöopathie-Forscher Dr. Gerhard Resch und Prof. Viktor Gutmann übereinstimmt. Sie hatten herausgefunden, dass die Systemorganisation von Flüssigkeiten durch den Potenzierungsvorgang verändert wird, indem die Struktur und innere Ordnung der Lösungen mit steigender Verdünnung zunimmt. Dies deckt sich wiederum mit den Erfahrungen der Homöopathie, dass mit zunehmender Po-

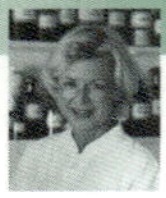

tenzierung die „Struktur", des homöopathischen Arzneimittels immer klarer zutage tritt und bei erfolgreicher homöopathischer Therapie die „innere Ordnung" – die Selbstregulation oder die Selbstheilung – des Patienten gesteigert wird. Die Untersuchung der Struktur verdünnter Lösungen eröffnet somit neue Wege für die Homöopathie-Forschung.

„Eine Erkenntnis, die unsere Vorstellungen von den Vorgängen in der Chemie, Biologie und Pharmakologie grundlegend umkrempelt."

Im Rahmen einer Placebo-kontrollierten Studie wurde in vier europäischen Labors die Wirkung des Gewebshormons Histamin in homöopathischer Verdünnung auf menschliche basophile Granulozyten (Blutzellen) untersucht. Ergebnis: Es wurde der gleiche Effekt auf die Zellkulturen erzielt wie mit unverdünntem Histamin. Dies berichtete die Zeitschrift *New Scientist* in ihrer Ausgabe vom 26. Mai 2001. Dieses Ergebnis machte Professorin Madelaine Ennis von der Queen's University in Belfast ratlos, da sie es sich als Naturwissenschaftlerin überhaupt nicht erklären konnte. Sie nahm als erklärte Homöopathie-Gegnerin an dieser europäischen Studie teil.

Als Gegnerin gestartet

So kann's gehen

Eigentlich wollte die Biochemikerin nach eigenen Aussagen das Grundgerüst der Homöopathie – Ähnliches wird durch Ähnliches geheilt werden – endgültig einreißen. Nun ist Madelaine Ennis unfreiwillig der Wirkungsweise der Homöopathie auf der Spur. Ihr wissenschaftlicher Standpunkt ist nachhaltig erschüttert. „Wir müssen nun nach rationalen Erklärungen suchen", zitiert der *New Scientist* die nordirische Wissenschaftlerin.

Die internationale Forschergruppe unter der Leitung von Professor Robefroid von der Universität Louvain, Brüssel, hatte die Wirkung von hoch verdünnten Histaminlösungen auf menschliche basophile Granulozyten untersucht. Das Histamin wurde so oft mit Wasser ver-

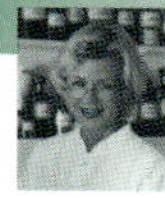

dünnt, bis es chemisch nicht mehr nachgewiesen werden konnte. Das verblüffende Ergebnis: Das reine Wasser hatte die gleiche Wirkung wie das unverdünnte Histamin. Das Wasser hatte die Wirkung einer Substanz aufgenommen und wieder abgegeben. Der Erklärungsversuch: Die Wassermoleküle würden sich um einen Wirkstoff herum anordnen, werde dieser entfernt, bleibe sein Abdruck im Molekülgitter erhalten. Dadurch wirke das Wasser wie der Wirkstoff selbst.

Madeleine Ennis hielt diese Forschung über das Gedächtnis des Wassers für unseriös. Dies wollte sie nun wissenschaftlich belegen. Nach eigenen Angaben wurden alle anerkannten Kriterien einer Placebo-kontrollierten Studie eingehalten, alle möglichen Fehlerquellen vermieden: Die Forscher in den vier Labors in verschiedenen europäischen Staaten wussten nicht, ob in ihrer Probe Histamin nachgewiesen werden konnte oder nicht. Sie erhielten die Proben von drei weiteren Labors, die nur die Präparate herstellten, nicht aber am eigentlichen Versuch teilnahmen. In allen vier Labors kam man zum selben Ergebnis. Mrs. Ennis: „Eine Erkenntnis, die unsere Vorstellungen von den Vorgängen in der Chemie, Biologie und Pharmakologie grundlegend umkrempelt."

Forschung im 21. Jahrhundert

Kaum zu glauben, dass im Jahr 2001 parallel in vier Labors Ergebnisse gemessen wurden, die bisherige Vorstellungen über biochemische Funktionsweisen komplett auf den Kopf stellten.

Homöopathie reduziert Antibiotika in der Massentierhaltung

Eine aktuelle Studie belegt: Homöopathische Arzneimittel können bei bestimmten Erkrankungen den Einsatz von Antibiotika oder Hormonen bei Schweinen drastisch verringern. Drei Jahre lang wurden in mehr als 40 westfälischen Betrieben die Tiere homöopathisch behandelt, in 60 Prozent der Fälle führte allein die Homöopathie zum Erfolg. Konventionelle Arzneien sind bei 23 Prozent der Behandlungen notwendig gewesen, häufig kam auch eine Kombination beider Therapien zum Einsatz. Zwei Drittel der an der Studie beteiligten Landwirte gaben den Heilerfolg ihrer Tiere mit gut oder sehr gut an, 15 Prozent mit gering. Behandelt wurden vor allem Entzündungen der Zitzen und Erkrankungen der Geburtswege. Durchgeführt wurde die Studie von der Essener Karl-und-Veronica-Carstens-

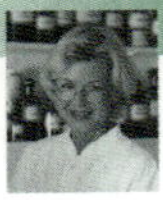

Stiftung mit Unterstützung der Landwirtschaftskammer Westfalen-Lippe. Antibiotika werden in der industriellen Massentierhaltung gleich tonnenweise als so genanntes Medizinalfutter an das lebensmittelliefernde Vieh verfüttert. Von der EU wurden bereits vier Antibiotika als Futtermittelzusatz verboten, vier andere Präparate sind jedoch noch im Einsatz. Durch den massenhaften Einsatz von Antibiotika können Krankheitserreger resistent werden. Nicht selten tauchen sie als Rückstände in Lebensmitteln auf. Dr. vet. Achim Schütte, Mitarbeiter der Essener Karl-und-Veronica-Carstens-Stiftung, sieht in dem routinemäßigen Einsatz von Antibiotika vor allem eins: Ein Kaschieren von Fehlern bei der Tierhaltung.

Homöopathie bei Tieren

In einer Studie konnte gezeigt werden, dass homöopathische Arzneimittel bei einigen Erkrankungen von Schweinen den Einsatz herkömmlicher Hormone und Antibiotika stark reduzieren.

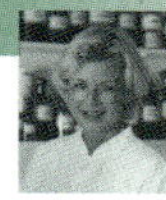

Homöopathie und alternative Therapien

Unter dem Begriff der alternativen Therapierichtungen versammelt sich alles, was nicht zur Schulmedizin gehört, eben eine Alternative zu ihr sein soll. Andere Sammelbegriffe sind besondere Therapierichtungen, so werden zum Beispiel die Homöopathie, die anthroposophische Medizin und die Phytotherapie im Sozialgesetzbuch V (SGB V) ausdrücklich genannt, oder es wird alles unter der Bezeichnung Komplementärmedizin verzeichnet. Komplementär bedeutet hier in Ergänzung zur Schulmedizin. Häufig wird auch die Homöopathie fälschlicherweise als Synonym für alles jenseits der Schulmedizin gebraucht oder mit anderen Therapiemethoden in einen Topf geworfen. Die Homöopathie ist eine eigenständige Medizinrichtung, ein in sich geschlossenes System, das sich auf ganz eigene Grundpfeiler stützt. Sie lässt sich auch nicht zu den Naturheilverfahren zählen, auch wenn der überwiegende Teil der homöopathischen Arzneien aus pflanzlichen Ausgangsstoffen hergestellt wird. Die Missverständnisse entstehen, da es verschiedene andere Therapien gibt, die Elemente der Homöopathie übernommen haben oder sich ableiten von Hahnemanns Lehre der Ähnlichkeit. Im Grunde muss keine andere besondere oder alternative Therapierichtung eine homöopathische Behandlung unterstützen oder ergänzen. Wenn man jedoch noch etwas mehr für seine Gesundheit tun möchte, dann sollte man gezielt vorgehen, um die Lebenskraft schnell wieder ins Lot zu bekommen. So kann zum Beispiel ein Fastentag – vorausgesetzt es wird genügend getrunken – Energie zur Heilung eines Infekts freisetzen. Ein Wadenwickel bei Fie-ber ist allerdings nur bei sehr hohen Körpertemperaturen sinnvoll oder bei Menschen mit einer sehr schwachen Konstitution, da bei Fieber die Körperabwehr auf Hochtouren läuft und viele Erreger dies nicht überleben. Entspannungsübungen hingegen sind bei Stress, zu hohem Blutdruck oder Schlafstörungen eine sinnvolle Unterstützung.

Sinnvolles Miteinander

Die Homöopathie kommt grundsätzlich ohne weitere alternative Therapien aus, doch einige unterstützen die Heilwirkung sinnvoll.

Aus der Vielzahl der Methoden sollen hier nur einige bekannte Therapieverfahren in ihrem Verhältnis zur Homöopathie kurz vorgestellt werden.

Biochemie nach Schüssler

Die Schüsslersche Biochemie ist eine Variante der naturwissenschaftlich orientierten Niedrigpotenzhomöopathie, die von vielen Menschen als Einstieg in die Homöopathie genutzt wird. Gleichzeitig sollten eine homöopathische Arznei und ein Schüssler-Mittel nicht genommen werden, denn dies käme der Einnahme von zwei homöopathischen Mitteln gleich und das sollte auf jeden Fall vermieden werden.

Heilen mit Potenzen

Mit dem Ansatz der Potenzierung arbeiten außer der Homöopathie auch beispielsweise die Bach-Blüten-Therapie und Schüssler-Salze.

Nach Dr. med. Wilhelm Schüssler (1821–1898) beruhen alle Krankheiten auf einer Störung des Mineralstoffhaushalts. Er entwickelte 12 Mineralsalze, die normalerweise in einer D6 oder D12 Potenz in Tablettenform eingenommen werden. Die verwendeten Substanzen werden auch in der Homöopathie verwendet, die Auswahl der Mittel erfolgt aufgrund von Krankheitsdiagnose und Indikation.

Neben diesen 12 Hauptmitteln:

Calcium fluoratum	Kalium sulfuricum
Calcium phosphoricum	Magnesium phosphoricum
Calcium sulfuricum	Natrium muriaticum
Ferrum phosphoricum	Natrium phosphoricum
Kalium muriaticum	Natrium sulfuricum
Kalium phosphoricum	Silicea

kommen noch 12 weitere so genannte Ergänzungsmittel hinzu.

Bach-Blüten-Therapie

Der englische Arzt Edward Bach (1886–1936) entwickelte die Bach-Blüten-Therapie zu Beginn des 20. Jahrhunderts. Bach entwickelte ein in sich abgeschlossenes System aus pflanzlichen Medikamenten. Bei der Verordnung spielen vor allem die psychischen Symptome des Patienten eine Rolle. Die Medikamente des Dr. Bach werden ganz

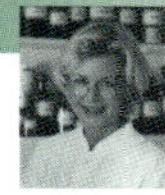

ähnlich wie homöopathische Arzneimittel hergestellt. Auch bei der Mittelwahl für die Therapie gibt es Parallelen. Bach hat jedem Mittel eine Charakteristik gegeben, die einfühlsam und präzise die psychische Grundbefindlichkeit und -störung beschreibt. Die Auswahl des Medikamentes erfolgt durch den Vergleich der erkennbaren Probleme und Beschwerden des Patienten mit den Medikamentenbeschreibungen in Bachs Liste. Insgesamt handelt es sich um 38 Einzelmittel und einer so genannten Rescue-Remedy, eine von Bach entwickelte Mischung aus fünf der 38 Mittel. Doch sind die Einsatzmöglichkeiten im Vergleich zur Homöopathie begrenzt. Eine gleichzeitige Anwendung von homöopathischen Mitteln und Bach-Mitteln sollte besser unterbleiben, da einerseits nicht deutlich werden kann, welches Mittel denn geholfen hat, andererseits kann es gerade zu Beginn einer Behandlung einer chronischen Krankheit mit Hochpotenzen zu Störungen kommen.

Bach und Hahnemann

Edward Bach arbeitete in London an einem homöopathischen Krankenhaus. Dort las er in Hahnemanns Schriften und entdeckte viele Übereinstimmungen mit seinen eigenen Forschungen.

Phytotherapie

Der Anwendung von Heilpflanzen liegt kein therapeutisches System zu Grunde, wie dies etwa bei der Homöopathie der Fall ist. Jedoch werden die Heilkräfte von Pflanzen schon immer und in allen Kulturen vom Menschen genutzt. Ihr Image ist gut und sie haben in den letzten Jahren einen verstärkten Einzug in die schulmedizinische Therapie gehalten. Apotheker werden täglich gefragt: „Gibt es da auch etwas pflanzliches?“, da sie als sanfte Alternative zur chemischen Medizin verstanden werden. Doch sanft wie ihr Image ist die Phytotherapie gar nicht. Viele Heilpflanzen sind hochgradig giftig, wie etwa Belladonna oder Digitalis. Da sollten die Anwendungsregeln gut beachtet werden. Sie erfolgt wie in der Schulmedizin schematisch und krankheitsbezogen und nicht individuell und patientenbezogen wie in der Homöopathie. Eine Verwendung während einer homöopathischen Therapie ist in der Regel ungünstig. Es gibt aber Ausnahmen, da viele pflanzliche Mittel eine günstige Wirkung auf den Organismus haben. Vor allem begleitende pflanzliche Therapien, die in irgendeiner Form die Ausleitung oder Ausscheidung anregen, können hilfreich sein. Tees können eingenommen werden, sollten aber mit dem behandelnden Therapeuten abgesprochen werden. Auch Gurgellösungen mit pflanzlichen Mitteln können oftmals parallel zur homöopathischen Behandlung einer Halsentzündung helfen, wie auch schleimlösende Präparate bei einer Nasennebenhöhlenerkrankung oder einem Asthma. Auf keinen Fall dürfen stark ätherische Substanzen, wie Eukalyptus, Menthol, Kampfer oder Minze während einer homöopathischen Behandlung eingenommen werden.

Akupunktur

Die Akupunktur ist ein wesentlicher Bestandteil der traditionellen chinesischen Medizin (TCM) und älter als alle westlichen therapeutischen Systeme. Sie kann zur Homöopathie sowohl Ergänzung als auch Alternative sein, aber sollte nie gleichzeitig mit ihr angewandt werden. Auch sollte eine Akupunkturbehandlung nicht nach Beginn einer homöopathischen Therapie begonnen werden, da zum Beispiel eine Erstreaktion unterdrückt werden könnte und der weitere Heilungsverlauf gestört würde. Viele Krankheiten sind grundsätzlich beiden Behandlungsformen zugänglich. Eine hervorragende Rolle kommt der Akupunktur bei der Schmerzbehandlung zu. Aber jede der beiden Therapieformen kann als alleinige Methode zur Heilung führen.

Gutes Vorbild

Chinesische Ärzte wurden vor langer Zeit dafür bezahlt, dass sie die Menschen in richtiger Lebensführung und Gesunderhaltung unterwiesen. Im Krankheitsfall war die Behandlung unentgeltlich.

Die Akupunktur basiert auf einer Reizwirkung durch Nadelung von auf Meridianen angeordneten Punkten, wodurch heilende Regulationsvorgänge in Gang gesetzt werden können. Die Bandbreite umfasst sehr gezielte lokale Wirkungen bis hin zur grundsätzlichen Regulation des Gesamtorganismus, vergleichbar mit der konstitutionellen homöopathischen Behandlung.

Klassische Naturheilverfahren

Zu den klassischen Naturheilverfahren zählen sehr viele Methoden, von denen hier nur ein paar in ihrem Verhältnis zur Homöopathie vorgestellt werden. Den Organismus regulierende Therapieformen sollten niemals gleichzeitig, sondern nacheinander eingesetzt wer-

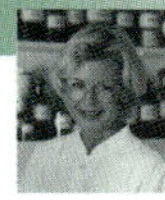

den. Häufig wird auch die Homöopathie unter dem Oberbegriff Naturheilverfahren genannt, da ihre Arzneien zum größten Teil aus dem Reich der Natur stammen. Das ist jedoch falsch, die Homöopathie ist eine eigenständige Methode.

Heilfasten

Das Heilfasten als Therapie ist so alt wie die Menschheit und hat vielfach rituellen Charakter gewonnen. Fasten ist der bewusste Verzicht der lebenserhaltenden Nahrungsaufnahme. Schon bald nach dem Ausbleiben der gewohnten Nahrungszufuhr kommt es zu starken Um- und Abbauvorgängen, bei denen abgelagerte Stoffwechselprodukte und Giftstoffe ausgeschieden werden. Fasten ist, sofern es zeitlich begrenzt und mit ausreichender Flüssigkeitszufuhr durchgeführt wird, eine wertvolle regulierende Maßnahme bei vielen Krankheiten. Dies gilt vor allem dann, wenn der Mensch von zu viel oder von falscher Nahrung krank geworden ist.

Doch gefastet werden sollte nur bei einer stabilen Konstitution, denn es kann durchaus Risiken bergen.

Wer fastet, sollte für diese Zeit auf weitere regulierende Therapien, wie auch die Homöopathie, verzichten. Allerdings, wenn es während des Fastens zu einer Ausleitung abgelagerter Giftstoffe kommt, kann dies eine enorme Wirkung auf eine homöopathische Behandlung haben. Denn Schwermetalle oder Lösungsmittelrückstände sind in der Lage, homöopathische Arzneimittel so zu behindern, dass sie keine Reize mehr auslösen können. In einem solchen Fall kann das Heilfasten eine homöopathische Behandlung zum Erfolg führen.

Wann fasten?

Jedem Gesunden ist Fasten uneingeschränkt zu empfehlen. Wer aber krank ist, der sollte das Heilfasten nur unter ärztlicher Kontrolle durchführen.

Physikalische Therapien: Kuren, Klimatherapien, Wasseranwendungen

Ähnlich wie beim Heilfasten, sollten die verschiedenen Therapien nicht gleichzeitig mit der Homöopathie zum Einsatz kommen. Die Reaktionsfähigkeit des Organismus kann durch physikalische Therapien wieder in Schwung gebracht werden, so dass eine homöopathische Behandlung sehr gut unterstützt werden kann. Wichtig aber ist das zeitliche Nacheinander.

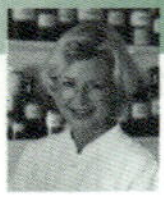

Eigenblutbehandlung

Wird die Eigenblutbehandlung mit potenziertem Blut durchgeführt, dann handelt es sich um eine Variante der Homöopathie mit dem Namen Isopathie. Vor allem zur Behandlung von Immunschwäche oder Immunüberreaktionen hat sie sich bewährt. Die Isopathie kann häufig sinnvoll mit der homöopathischen Behandlung kombiniert werden, sogar gleichzeitig oder im Intervall, auch wenn Hochpotenzen genommen werden.

Übersicht:

Wechselwirkungen zwischen Homöopathie und alternativen Therapien

„Störende" Überlagerungen mit Homöopathie, deshalb nicht gleichzeitig möglich	Unterstützende Wirkung, deshalb gleichzeitig möglich
Biochemie nach Schüssler	Eigenblutbehandlung
Bach-Blüten-Therapie	
Phytotherapie	
Akupunktur	
Heilfasten	
Physikalische Therapien	

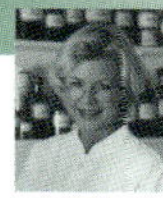

Homöopathie und Schulmedizin

Die Schulmedizin und die Homöopathie sind zwei verschiedene Methoden der Medizin. Sie unterscheiden sich erheblich in ihrer Definition von Krankheit und in ihrer Auffassung, wie der Weg zur Heilung aussehen soll. Eine gleichzeitige allopathische und homöopathische Behandlung kann bei bestimmten Krankheiten unter Umständen notwendig sein. Dies bedeutet nicht, dass die Wirkung homöopathischer Arzneien zwangsläufig aufgehoben würde, jedoch ist bei der Beurteilung des Krankheitsverlaufs ein besonders hohes Maß an Sorgfalt und Erfahrung auf Seiten des Behandlers erforderlich. In jedem Falle sollte der homöopathische Arzt, die homöopathische Ärztin, über eine aktuelle schulmedizinische medikamentöse Therapie informiert werden.

WICHTIG

Da Sinn und Zweck einer medizinischen Behandlung die Linderung oder Heilung einer Krankheit ist, sollte auf eine ideologische Auseinandersetzung über das Für und Wider einer Therapiemethode verzichtet werden.

Gern wird der Schulmedizin vorgeworfen, sie vergifte mit ihren Arzneien den Patienten. Die Homöopathie hingegen trifft der Vorwurf der unterlassenen Hilfeleistung, da sie mit Nichts heilen wolle. Homöopathische Ärztinnen und Ärzte haben beide Systeme gründlich erlernt und können sie zum Wohl des Patienten einsetzen. Dabei ist es im Einzelfall kein Widerspruch, wenn zu einer konventionellen Behandlung einer schweren Erkrankung, wie beispielsweise Krebs oder bei Wundheilungsstörungen nach einer Operation, vom Arzt die Homöopathie begleitend eingesetzt wird. Auch mindert eine schulmedizinische Diagnostik nicht den wahren Wert einer rein homöopathischen Behandlung.

Hahnemann selbst macht es dem homöopathisch tätigen Arzt leicht, im diagnostischen Bereich eine Brücke zwischen der Schulmedizin und dem homöopathischen Denken zu finden, indem er die „deutliche Krankheitserkenntnis“ fordert. Dies nicht, um „kurzlebige, nutzlose und missbräuchliche Krankheitstermini“ zu sammeln, sondern um zu erkennen, was das am einzelnen Patienten zu Heilende sei. Krankheitserkenntnis bedeutet im homöopathischen Sinne Erkennen des Wesens der Krankheit, also Diagnostik im ursprünglichsten Sinne. Dazu können auch alle mess- und wägbaren pathophysiologischen Anteile einer Krankheit gehören. Zu Samuel Hahnemanns Zeit war der Arzt bei der Untersuchung seiner Patienten auf seine fünf Sinne angewiesen – diese stehen glücklicherweise auch heute noch jedem homöopathischen Arzt zur Verfügung. Aber er hat weitere Möglichkeiten hinzugewonnen: Durch Laboruntersuchungen, Röntgenaufnahmen oder Spiegelungen innerer Organe können ergänzende und eventuell für die homöopathische Mittelfindung unterstützende Erkenntnisse gewonnen werden. Hahnemann schreibt im *Organon*, der Arzt solle ohne Vorurteile alle erschließbaren Facetten und Symptome der Krankheit sammeln, um dann bei wachem Verstand und „ohne übersinnliche Ergrübelungen“ das Mittel zu finden, das zum Wesen der jeweiligen Krankheit beim einzelnen Patienten so genau passt wie ein Schlüssel zum Schloss.

WICHTIG

Im Idealfall ergänzen sich Schulmedizin und Homöopathie, stehen uns doch heute hervorragende diagnostische Möglichkeiten und Wissen einer Erfahrungslehre zur Verfügung.

Zwei Beispiele illustrieren sehr deutlich, dass sich die Homöopathie und eine gründliche schulmedizinische Diagnostik nicht widersprechen, sondern dass im Sinne der Patienten eine gemeinsame Sprache gefunden werden kann. Dr. Ulf Riker, homöopathischer Arzt und Internist aus München erzählt aus der Praxis:

Der erste Fall: Hautjucken ohne Ausschlag

Eine 35-jährige Patientin befindet sich wegen eines Hautjuckens ohne sichtbare Ausschläge seit mehr als zwei Jahren in homöopathischer Behandlung. Dem erfahrenen Homöopathen sind zahlreiche Mittel bekannt, die bei dem Symptom „Juckreiz ohne Hautausschlag“ in Frage kommen; mehrere davon hat die Patientin bereits ohne Erfolg erhalten. Eines Tages ergibt die Diagnostik beim Internisten, dass es sich auf Grund der Laborbefunde um eine zur Leberzirrhose führende chronische Erkrankung der Leber handelt, bei der die Ausscheidung der Gallensubstanzen aus der Leber in die Galle gestört ist – eine so genannte primär biliäre Zirrhose. Weil die Diagnose reichlich spät gestellt wurde, ist der Prozess der Vernarbung in der Leber deutlich fortgeschritten. Medikamentöse Hilfen zur Juckreizstillung und zur Bremsung des Krankheitsprozesses kennt die Schulmedizin auch. Diese Mittel wurden der Patientin jedoch nicht verschrieben, weil der homöopathische Arzt die Schwere des Krankheitsbildes mangels kompetenter Diagnostik falsch eingeschätzt hat.

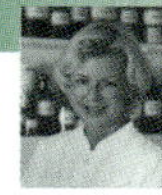

Allein bei diesem einen Symptom, für das die Homöopathie Mittel wie Arsenicum album, Psorinum, Petroleum, Sulfur, Dolichos und andere kennt, muss der gewissenhafte homöopathische Arzt an zahlreiche Krankheitsbilder aus der Inneren Medizin denken, welche alle zu dem Symptom des Juckreizes ohne Hautausschlag führen können: so kann sich dahinter zum Beispiel ein Diabetes mellitus – Zuckerkrankheit, eine Urämie – Ausscheidungsschwäche der Niere, eine Cholestase – Gallenabflussstörung, wie im genannten Beispiel, ein Eisenmangel, eine Gicht, eine Schilddrüsenfunktionsstörung im Sinne der Über- oder Unterfunktion, eine Leukämie oder ein Morbus Hodgin – bösartige Lymphknotenerkrankung, oder die verschiedensten schulmedizinischen Medikamente – etwa Aspirin, blutdrucksenkende Medikamente, Antibiotika, magensäureblockierende Substanzen, Östrogene und viele andere, verbergen. Nicht zuletzt kann der Juckreiz ohne Hautausschlag auch das Symptom einer so genannten Paraneoplasie sein, das ist ein Begleitphänomen eines ansonsten bisher noch nicht in Erscheinung getretenen und also unerkannten Tumorleidens. Diese Aufzählung zeigt deutlich, wie hoch die Anforderungen an den homöopathischen Arzt hinsichtlich differenzialdiagnostischer Überlegungen und schulmedizinischer Kenntnisse sind. Erst wenn die genannten möglichen Erkrankungen ausgeschlossen sind und das Symptom auch nicht als Nebenwirkung schulmedizinischer Medikamente identifiziert werden kann, ist es erlaubt, diesem Symptom seinen klaren Stellenwert als besonders eigenartig in der homöopathischen Mittelfindung zuzuordnen.

Den Auslöser finden

Juckreiz ohne Hautausschlag – ein Symptom, das auf viele Krankheiten hinweisen kann. Mit medizinischer Diagnostik kann aber gut eingeschränkt werden, was der wirkliche Auslöser ist.

Der zweite Fall: Stuhlgangsveränderungen

Viele Patienten kennen das Symptom des Wechsels von weichem bis durchfälligem Stuhl und Verstopfung. Auch für dieses Phänomen hat der homöopathische Arzt eine Rubrik zur Verfügung, die ihm die Mittel nennt, die zu diesem Symptom passen können, zum Beispiel Acidum nitricum oder Nux vomica und viele andere. Tritt das Symptom bei jüngeren Patienten auf und besteht zum Zeitpunkt des homöopathischen Behandlungsbeginnes vielleicht schon seit Jahren, so darf man an eine funktionelle Störung der Darmtätigkeit denken –

ein Reizdarm oder Colon irritabile. Tritt das Symptom jedoch bei einem älteren Menschen und aus bislang normalem Stuhlgangsverhalten auf, so ist an einen entzündlichen oder schlimmstenfalls an einen bösartigen Tumor im Bereich des Enddarmes zu denken.

Auch für die letztgenannte Diagnose kennt die Homöopathie einige Mittel, von denen ihr enger klinischer Bezug zum Darmkrebs bekannt ist, wie etwa Acidum nitricum. Bevor unter dem genannten Krankheitsverdacht jedoch eine homöopathische Behandlung begonnen wird, muss der Patient über die Möglichkeiten dieser Krankheit und die Notwendigkeit der entsprechenden Diagnostik informiert werden und die Situation zum Beispiel durch eine Darmspiegelung aufgeklärt werden. Ähnliches gilt beispielsweise auch dann, wenn der Patient plötzlich beobachtet, dass sein Stuhl bei normaler Konsistenz dünner oder bleistiftartig wird. Selbst für dieses Phänomen kennt die Homöopathie einige passende Mittel. Jedoch kann sich hinter diesem Symptom ein Tumorleiden verbergen, welches zunächst diagnostiziert oder ausgeschlossen werden muss. Wird freilich ein Tumor diagnostiziert, so gehört die homöopathische Behandlung in die Hände eines homöopathischen Arztes, der hier besondere Erfahrungen hat und der bereit ist, seine homöopathische Behandlung im engen Einvernehmen mit dem betroffenen Patienten sowie mit entsprechend kompetenten Chirurgen oder Onkologen abzustimmen.

Die Lösung finden

Auch Veränderungen des Stuhlgangs können viel bedeuten. Mit moderner Diagnostik braucht nicht viel Zeit zu vergehen, um den homöopathischen Schlüssel zu finden.

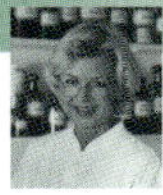

Homöopathie in der Tiermedizin

Die homöopathische Behandlung von Nutz- oder Haustieren entstand nicht als Trend unserer Zeit, sie ist fast so alt wie die Humanhomöopathie.

Heute stellt die Veterinärhomöopathie eine echte Alternative zur konventionellen Tierheilkunde dar, und wird vor allem in der ökologischen Landwirtschaft zunehmend genutzt.

Wenn Tiere sprechen könnten, wäre ihre homöopathische Behandlung eindeutig leichter. Können sie aber nicht, und deshalb gelten in der Tierhomöopathie andere Regeln als in der Humanhomöopathie. Subjektive Symptome, wie etwa die Art des Schmerzes, können Tiere nicht mitteilen. Deshalb bedarf es einer sehr guten Beobachtungsgabe und Erfahrung des Behandlers, anhand des Verhaltens des Tieres Geistes- oder Gemütssymptome festzustellen. Angst, Ärger, Freude oder auch Stolz und Nachgiebigkeit können Tiere zum Ausdruck bringen und verraten so vieles über ihren Zustand. Doch die Gefahr ist groß, dass der Therapeut in das Verhalten des Patienten etwas hineininterpretiert. Auch die Erfahrungen und Beobachtungen des Tierbesitzers spielen eine große Rolle in der Therapie des kranken Tieres. „Das müsste nun ein unerfahrener, und stumpfsinniger Beobachter seyn, welcher leugnen wollte, dass die Thiere nicht ebenso gut und ebenso gewiss die Symptome ihrer Krankheit anzeigten als Menschen“, sagte Hahnemann 1829 in einem Vortrag vor der königlich ökonomischen Gesellschaft in Leipzig. „Sie haben zwar keine Sprache, aber die Menge der bemerkbaren Veränderungen in ihrem Aeusserm, an ihrem Benehmen, und der Verrichtung der natürlichen, der thierischen und der Lebensfunktionen dient vollkommen statt der Sprache“, heißt es dort weiter. Doch leider zeigt die Erfahrung vieler Tierärzte, dass Tierbesitzer häufig ihr Tier nicht so recht kennen und im Puzzlespiel der Symptome nicht sehr hilfreich sind.

„Heilkunde der Haustiere“

Samuel Hahnemann schrieb 1829 eine zwölfseitige „Homöopathische Heilkunde der Hausthiere“, die jedoch nicht veröffentlicht wurde.

Beispiel: Euterentzündung einer Kuh

Eine Kuh litt wiederholt an einer Euterentzündung, die immer mit Antibiotika behandelt wurde. Als es wieder einmal soweit war, die Kuh auch hohes Fieber hatte und recht agressiv auf ihre Artgenossen reagierte, zog der Landwirt schließlich einen homöopathisch behandelnden Tierarzt hinzu. Dieser stellte folgende Symptome bei dem Tier fest: äußerliches Zittern bei Fieber, streitsüchtig, Fieberfrösteln, boshaft, mutwillig, hat das Gefühl, dass die anderen ihr etwas antun wollen, misstrauisch, Euterentzündung, möchte nicht berührt werden, Gefühl wie gelähmt, schlimmer im Frühjahr.

Tierische Individualität

Wer sein Haustier kennt, weiß um die Besonderheiten im Vergleich zu seinen Artgenossen. Auch Nutztiere haben individuelle Eigenarten.

Nach der Fallaufnahme verglich der Arzt nun diese zehn Symptome im Repertorium mit verschiedenen Arzneimittelbildern – übrigens mit denen von Menschen. Eine Prüfung aller Arzneien bei den verschiedenen Tierarten ist noch nicht durchgeführt worden und erscheint auch nicht notwendig. Bei Arsen und Sepia (Tintenfisch) zum Beispiel stimmten fünf Symptome mit denen der Kuh überein, bei Calcarea immerhin sieben. Eine hundertprozentige Übereinstimmung gab es bei Lachesis, dem Gift der südamerikanischen Buschmeisterschlange. Eine einzige Gabe einer Hochpotenz konnte die Kuh heilen. Sie bekam keine Euterentzündungen mehr und reagierte auch auf ihre Herdengenossen nicht mehr nervös und aggressiv.

Homöopathische Verletzungsmittel für Kleintiere

Arnica montana

Arnica montana, der Bergwohlverleih, ist auch bei Tieren eines der häufigsten Verletzungsmittel. Er ist immer dann angezeigt, wenn Tiere so große Schmerzen haben, dass sie sich gegen den Versuch einer Untersuchung heftig wehren, sogar schon vorbeugend vor jeder Berührung beißen oder kratzen wollen. So haben die Besitzer oft gar keine Möglichkeit festzustellen, wo sich die Verletzung befindet. Die Tiere ziehen sich zurück und liegen bewegungslos auf ihrem Lager. Bei allen Weichteilverletzungen wie Blutergüssen und Muskelzerrungen wird Arnica schnelle Erleichterung für den Patienten bringen.

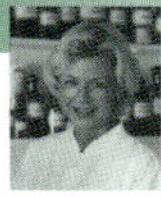

Kommt zum Beispiel der Dackel humpelnd aus dem Kinderzimmer, weil ihm dort ein Bauklotz an ein Bein geflogen ist, sollte er nach einer Gabe Arnica C12 am nächsten Tag schon wieder alle vier Beine belasten können.

Ruta graveolens

Ruta graveolens, die Weinraute, ist wie Arnica ein Anfangsmittel bei Verletzungen. Es hat eine Beziehung zum Sehnen- und Bandapparat und wird bei Verrenkungen, Verstauchungen, Zerrungen, Rissen oder Entzündungen von Bändern und Gelenken eingesetzt. Der Ruta-Patient ist eher unruhig, da er ständig versucht, durch Lageveränderung seine Schmerzen zu lindern. Doch Bewegung verschlimmert die Beschwerden. Hat sich etwa der Goldhamster bei einem Sturz eine Verstauchung eines Sprunggelenks zugezogen und wühlt nun unruhig in seinem Käfig herum und versucht sein schmerzendes Bein zu entlasten, sollte er einige Tage Ruta-Kügelchen bekommen. Hilfreich kann auch eine in den Käfig gelegte Wärmflasche sein. Denn dem Ruta-Patienten tut Wärme gut, dies ist auch ein Unterscheidungskriterium zu Arnica.

Gleiche Heilgesetze beim Vierbeiner

Beim Tier gelten prinzipiell die gleichen Bedingungen wie beim Menschen, soll es zur Heilung kommen. Grundsatz Nummer eins ist, dass die Arznei in so vielen Merkmalen wie möglich mit dem Krankheitsbild übereinstimmen muss.

Symphytum officinale

Sind eher knöcherne, knorpelige Gewebe oder die Knochenhaut verletzt, kommt Symphytum officinale, der Beinwell, zur Anwendung. Verletzt sich zum Beispiel eine Katze bei einem Sprung über eine Mauer am Vorderlauf, ist Beinwell das Mittel der Wahl, wenn folgende Modalitäten sichtbar sind: Das Tier ist sehr berührungsempfindlich und bewegt sich möglichst gar nicht. Junge Tiere sollten nur nach Rücksprache mit dem homöopathischen Tierarzt mit Symphytum behandelt werden, denn diese Arznei kann einen vorzeitigen Schluss der knöchernen Wachstumsfugen verursachen.

Rhus toxicodendron

Auch Hunde können Muskelkater bekommen. Rhus toxicodendron, der Giftsumach, ist das typische Muskelkatermittel für Mensch und Tier. Wenn nach einer Überlastung die Muskeln schmerzen und der

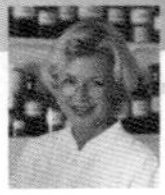

Hund Mühe hat, nach dem Ruhen wieder auf die Beine zu kommen. Je nach Mentalität verhält er sich mehr oder weniger wehleidig, kann aber mit zunehmender Bewegung immer besser laufen. Wenn sich der Hund so verhält, dann wird Rhus toxicodendron schnell helfen.

Diese vier homöopathischen Arzneien können sehr wirkungsvoll bei kleineren, örtlich begrenzten Verletzungen sein. Aber nur, wenn sie nach dem Ähnlichkeitsprinzip angewendet wurden. Denn tritt nicht innerhalb eines Tages eine deutliche Besserung ein, dann muss das Tier zum Tierarzt.

Da die Arznei über die Mundschleimhaut direkt ins Blut gelangen soll, empfiehlt es sich, Tabletten oder Globuli zu zerbröseln und mit dem angefeuchteten Finger dem Tier auf die Zunge oder in die Backe zu streichen. Gibt es einen Rest am Finger, kann dieser an den Vorderpfoten abgeputzt werden, und das Tier wird ihn ablecken.

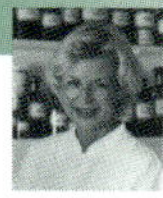

Reizthema Impfen

Beim Thema Impfungen scheiden sich die Geister: Während in der Schulmedizin die Impfungen in ihren Langzeit-Auswirkungen kaum hinterfragt werden, wird in der Homöopathie dieses Thema sehr kritisch diskutiert. Viele Homöopathen sind nicht grundsätzlich gegen Impfungen eingestellt, aber sie sind eine zweischneidige Angelegenheit, da sie nicht nur vor gefährlichen Krankheiten schützen, sondern selbst welche hervorrufen können. Sowohl Impfungen als auch Homöopathie gründen auf der Behandlung mit Ähnlichem, wenn auch in ganz anderen Dosierungen.

Impfkritiker Hahnemann

Hahnemann war einer der ersten, der die Entdeckung der Pockenimpfung würdigte, später nahm er jedoch kritisch dazu Stellung.

Es gibt viele Probleme, die mit Impfungen verbunden sind. Zum Beispiel gelangt mit den meisten Impfungen eine erhebliche Menge fremden Eiweißes in den Körper. Dieses kann, das ist auch in der Schulmedizin unbestritten, erhebliche kurz- und langfristige Störungen, zum Beispiel Allergien zur Folge haben. Aber auch die Konservierungsmittel in den Impfstoffen oder Spuren von beigegebenen Antibiotika können zu kräftigen Nebenwirkungen führen. Selbst wenn die Impfung ihren Zweck erfüllt und eine bestimmte Immunreaktionen stimuliert, kann es zur Störung des natürlichen Immungleichgewichtes und der Zerstörung der Schutzfunktion des Immunsystems kommen.

Chance Krankheit

Vor allem Impfungen gegen Kinderkrankheiten werden in der Homöopathie sehr kritisch gesehen, da diese Krankheiten und ihre Überwindung ein wichtiger Entwicklungsschritt im Leben eines Kindes darstellen. Das Immunsystem des Kindes bildet sich erst langsam im Verlauf seines Lebens aus. Der Körper muss „lernen", wie er mit einer Krankheit umgeht, und dazu benötigt er ein gewisses Maß an Übung. Dieses Lernen des Immunsystems geht im Kindesalter unproblematischer als beim Erwachsenen. Das ist daran zu sehen, dass Kinderkrankheiten bei Kindern allgemein leicht überstanden werden. Bei Erwachsenen können sie zu großen Komplikationen führen.

Homöopathische Ärzte befürworten in der Regel keine Impfungen bei Kindern gegen Haemophilus influenza b (HIB), Masern, Mumps, Keuchhusten, FSME, Röteln und Hepatitis B und Tuberkulose. Dagegen sollte ein Impfschutz gegen Kinderlähmung und Tetanus bestehen.

Stellungnahme des Deutschen Zentralvereins homöopathischer Ärzte (DZVhÄ) zum Thema Impfen

(Mitarbeit von Gerhard Bleul, Franz Bonsch, Petra Fabri-Richters, Ulrich Koch, Curt Kösters, Michael Mertner, Steffen Rabe, Thomas Röhrig, Sabine Schraut und Gisela Steinhoff – 1. Oktober 2002)

Impfungen sind Vorbeugung, manchmal auch Risiko

WICHTIG

Die Entscheidung für oder gegen eine Impfung kann Eltern niemand abnehmen – die Entscheidungsfindung ist häufig aber nicht leicht.

Schutzimpfungen gehören zu den präventiven medizinischen Maßnahmen in der Medizin; sie können bis zu einem gewissen Grad Infektionskrankheiten verhindern und auch die Möglichkeit der Ansteckung für Ungeimpfte verringern. Unter bestimmten, wenn auch seltenen Umständen können sie schwer wiegende Reaktionen mit vorübergehenden oder bleibenden Schäden hervorrufen. Ein Zusammenhang zwischen Impfungen und der Zunahme chronischer Krankheiten wird diskutiert und bedarf dringend der weiteren Forschung. Wie für jede andere präventive medizinische Maßnahme muss eine Diskussion über möglichen Nutzen und mögliche Risiken auch für Impfungen legitim sein und auf einem sachlichen Niveau geführt werden.

STIKO-Empfehlungen

Die öffentlichen Empfehlungen der Ständigen Impfkommission (STIKO) sind sorgfältig erwogen und berücksichtigen den aktuellen Stand des Wissens mit der Absicht, das Auftreten vieler Infektionskrankheiten grundsätzlich zu verhindern. Diese Empfehlungen sind keine Vorschrift und kein Gesetz, geben aber den medizinischen Standard vor, von dem laut Bundesgerichtshof nur abgewichen wer-

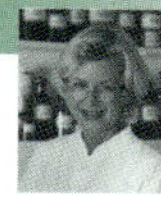

den kann, wenn gewichtige Einwände anerkannter Fachleute vorliegen oder wenn eine Impfung im Einzelfall wegen des Gesundheitszustands des Patienten nicht zulässig ist.

Andererseits ist jede Impfung juristisch eine Körperverletzung, die nur dann straffrei ist, wenn der ein Patient bzw. dessen Eltern nach umfassender Aufklärung zugestimmt haben. Die geforderte Entscheidung kann ihnen weder vom impfenden Arzt noch von einer öffentlichen Empfehlung abgenommen werden. Dem hohen Wert der Selbstbestimmung über die eigene Gesundheit ist jede öffentliche Empfehlung untergeordnet. Wir lehnen die zunehmende Interpretation der STIKO-Empfehlungen als „Impfvorschrift" im Sinne eines Pflicht- oder Zwangsprogramms ab.

WICHTIG

Eltern sollten wissen, dass Impfempfehlungen wirklich nur Empfehlungen oder Leitfaden sind und nicht mehr!

Interessenskonflikt zwischen Individuum und Gesellschaft

Im öffentlichen Gesundheitsdienst ist die Verhinderung von Ansteckung ein oberstes Ziel, dem eine möglichst hohe Impfrate dient. Für den einzelnen Menschen ist Förderung und Erhaltung der eigenen Gesundheit der höchste medizinische Anspruch. Nicht immer lassen sich beide Forderungen gleichzeitig erfüllen. In der individuellen Medizin ist jeder Fall ein besonderer Einzelfall. Eine Impfempfehlung kann daher nur Leitlinie sein, die gemäß der individuellen Besonderheiten dem Einzelfall angepasst werden muss. Dabei müssen Konstitution, Vorerkrankungen, bestehende Krankheiten, aber auch persönliche Einstellungen berücksichtigt werden.

Aufklärung

Die Entscheidung, gerade ein Kind gegen bestimmte Krankheiten zu impfen oder nicht zu impfen, ist von überragender Tragweite für dessen weitere gesundheitliche Entwicklung. Dies stellt besondere Anforderungen an Qualität und Umfang der vorausgehenden Aufklärung durch den verantwortlichen Arzt, die außer den juristisch geforderten Inhalten (wie Verlauf, Risiken und Behandlungsmöglichkeiten der jeweiligen Erkrankungen, Wirksamkeit, Wirkdauer und bekannte unerwünschte Arzneiwirkungen der entsprechenden Impfungen, Alternativen zur Impfung) unbedingt auch die individuelle gesundheitliche und soziale Lebenssituation des Impflings berück-

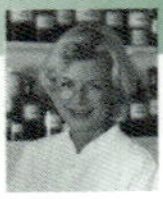

sichtigen muss. Dieses Aufklärungsgespräch muss sachlich, wertneutral und ergebnisoffen geführt werden auf der Grundlage möglichst objektiver Informationen.

WICHTIG

Sich für oder gegen eine Impfung zu entscheiden, bedarf sachlicher, objektiver Informationen als Entscheidungshilfe.

Unsachliche Werbekampagnen für Impfungen, besonders in Laienpublikationen oder öffentlichen Einrichtungen wie Kindergärten oder Schulen lehnen wir ab. Dramatisierende Darstellungen, fehlerhafte Interpretationen von Statistiken und das Ansprechen diffuser Ängste beobachten wir mit Sorge.

Selbstbestimmung

Eine nach sorgfältiger Impfaufklärung verantwortlich getroffene Entscheidung für oder gegen bestimmte Impfungen ist unbedingt zu akzeptieren – eine soziale Ächtung oder gar Strafandrohung von Patienten, Eltern oder Ärzten, die in ihrer Entscheidung von offiziellen Empfehlungen abweichen, wird vom DZVhÄ scharf zurückgewiesen. Gemäß der Ottawa-Charta der Weltgesundheitsorganisation (WHO) fordern wir, „allen Menschen ein höheres Maß an Selbstbestimmung über ihre Gesundheit zu ermöglichen und sie damit zur Stärkung ihrer Gesundheit zu befähigen“.

Reaktionen dokumentieren und melden

Treten im engen zeitlichen Zusammenhang mit einer durchgeführten Schutzimpfung gesundheitliche Beeinträchtigungen des Impflings auf, sind diese vorurteilsfrei zu dokumentieren und durch den verantwortlichen Arzt an die Arzneimittelkommission der deutschen Ärzteschaft oder das Paul-Ehrlich-Institut zu melden. Eine vorschnelle Einstufung des Ereignisses als unabhängig von der Impfung, verhindert eine aussagekräftige Erfassung möglicher unerwünschter Arzneiwirkungen und eine sofortige sinnvolle Therapie auch leichterer Impffolgen. Die Behandlung solch unerwünschter Impffolgen durch Homöopathie ist mit zahlreichen guten Erfahrungen belegt.

Es gibt keine „homöopathische Impfung“

Es gibt keine „homöopathischen Impfungen“. Kein homöopathisches Mittel ist in der Lage, eine nachweisbare Immunisierung her-

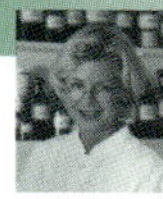

vorzurufen. Vor dem Ersatz einer notwendigen Impfung durch die Einnahme homöopathischer Medikamente wird gewarnt.

Ganz anders ist die homöopathische Vorbeugung von Erkrankungen zu bewerten. Sie ist möglich, wenn im Rahmen einer Epidemie oder bei ansteckenden Krankheiten im persönlichen Umfeld die zu erwartende Krankheit in ihren Besonderheiten und charakteristischen Symptomen bekannt ist und das geeignete homöopathische Arzneimittel, auch unter Berücksichtigung der individuellen Besonderheiten des Ansteckungsgefährdeten, sorgfältig ausgewählt wird.

WICHTIG

Eltern sollten sich nicht beirren lassen, wenn sie einen Zusammenhang zwischen Impfung und nachfolgenden Beschwerden vermuten.

Homöopathische Behandlung als Alternative

Bestehen medizinische Kontraindikationen oder eine selbstbestimmte Entscheidung gegen eine Impfung, gehört – neben allgemeinen und speziellen vorbeugenden Maßnahmen und dem eventuellen Einsatz einer homöopathischen Vorbeugung – auch die homöopathische Therapie zu den Behandlungs-Alternativen.

www.impf-info.de. Beiträge zu einer differenzierten Impfentscheidung des homöopathischen Kinderarztes Dr. Steffen Rabe.

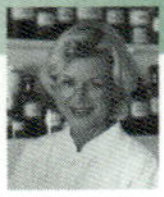

Wer trägt die Kosten einer homöopathischen Behandlung?

Gesetzliche Krankenkassen

Die eine kann es, die andere tut es und eine andere darf es vielleicht nicht mehr. Die Homöopathie ist in der Gesetzlichen Krankenversicherung (GKV) keine Selbstverständlichkeit und es hängt stark vom Engagement der jeweiligen Kassenführung und des Bundesversicherungsamtes (BVA) ab, ob Patienten ihre vertragsärztliche homöopathische Behandlung erstattet bekommen – oder eben nicht. Die GKV übernimmt keine Rechnungen von Privatärzten oder Heilpraktikern. Die Gesundheitsreform im Sommer 2003 sieht die Kostenerstattung der vom Vertragsarzt verschriebenen homöopathischen Arzneimittel nicht mehr vor. Wer aber die Kosten für die homöopathische Anamnese übernimmt, daran scheiden sich häufig die Geister. Die Kassen haben aber verschiedene Möglichkeiten, die Homöopathie ganz legal anzubieten und viele nutzen den gesetzlichen Spielraum aus. Sie können Verträge mit einer Kassenärztlichen Vereinigung abschließen, ein Modellprojekt beim BVA beantragen oder aber sich auf den Standpunkt stellen, da die Homöopathie im Sozialgesetzbuch V als gleichberechtigte Therapiemethode genannt wird, werden die Kosten als Regelleistung übernommen.

WICHTIG

Da es keine allgemein gültigen Regeln gibt, ob die Kosten der homöopathischen Behandlung von Ihrer Gesetzlichen Krankenkasse übernommen werden, sollten Sie dies besser im Vorfeld klären.

In der Regel beteiligen sich aber die meisten Kassen an den Behandlungskosten, können dies aber nicht offiziell sagen. Vor einer homöopathischen Behandlung sollte deswegen unbedingt mit der Mitgliedskasse Kontakt aufgenommen werden – denn seit der Versicherte schnell und problemlos die Krankenkasse wechseln kann, sind viele von ihnen kulanter geworden. Trotzdem bleibt ein nicht unerheblicher Teil, den der gesetzlich versicherte Patient selber bezahlen muss. Wieviel, sollte vor der Erstanamnese mit dem behandelnden Arzt oder der Ärztin besprochen werden. In der Regel rechnen Vertragsärzte analog der privatärztlichen Gebührenordnung ab, die feste Tarife mit verschiedenen Steigerungsfaktoren definiert.

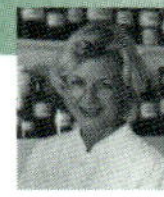

An dieser für Ärzte und Patienten undurchsichtigen Situation soll sich nach dem Willen verschiedener Sozialgerichte in naher Zukunft etwas ändern. Erstmalig wurde ein eigenes Homöopathiekapitel in den neuen Einheitlichen Bewertungsmaßstab (EBM) – dem Regelwerk, mit dem die Vertragsärzte ihre Leistungen abrechnen – aufgenommen, der den Namen EBM 2000 plus trägt. Der Name verrät schon, dass sich dieser EBM seit dem Jahr 2000 in Verzug befindet. Aber dennoch, die gesamte Homöopathie auf Chip-Karte wird wohl kommen – abrechnen können diese Ziffern dann nur Ärztinnen und Ärzte mit der Zusatzbezeichnung Homöopathie.

Doch bis es soweit ist, lassen sich diese Kosten privat versichern. Fast jede private Krankenversicherung bietet solche Tarife für Zusatzversicherungen an, die jedoch sehr genau studiert werden müssen. Manche Versicherungen übernehmen beispielsweise nur dann Kosten, wenn sich die gesetzliche Kasse mit einem Anteil an den Behandlungskosten beteiligt. Tut sie dies nicht, zahlt die private auch nicht. Auch kann es schon mal bei dem gerne verwendeten Tarif *Naturheilverfahren* Streit darüber geben, ob die Homöopathie darin abgedeckt ist oder nicht.

Private Krankenversicherung

Seit 1996 ist die Homöopathie Bestandteil der privaten Krankenversicherung, in die Gebührenordnung Ärzte (GOÄ) wurden die entsprechenden Ziffern aufgenommen. Probleme gibt es bisweilen mit

Übersicht:

Geld zurück?

Gesetzliche Krankenkassen	Arzneimittel	nein
	Anamnese	nein, nur wenige Kassen haben besondere Verträge und erstatten
Private Krankenkassen	Arzneimittel	ja, aber teilweise keine Hochpotenzen
	Anamnese	ja

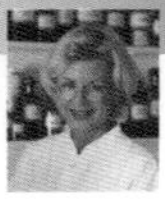

der Erstattung von Kosten verordneter Hochpotenzen. Die Versicherer stellen sich in diesen Fällen auf den Standpunkt, dass sie nur für Arzneien zahlen müssen, in denen noch Moleküle der Ausgangssubstanz nachzuweisen sind.

Die private Krankenversicherung – im Gegensatz zur GKV – deckt auch die Behandlungskosten von Heilpraktikern ab. Abgerechnet wird hier über die Gebührenordnung Heilpraktiker, der GebüH, in der es definierte Tarife für die jeweilige Behandlung gibt.

Auch private Krankenversicherungen bezahlen nicht alles. Fragen Sie am besten vor der Behandlung nach.

Auf der Website des Deutschen Zentralvereins homöopathischer Ärzte (DZVhÄ) wird die Liste mit den Krankenkassen, die die Homöopathie erstatten, ständig aktualisiert:
www.homoeopathie-welt.de

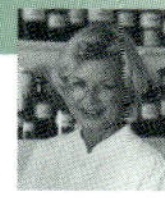

Patientenratgeber – Homöopathie, wie sie im Buche steht

Die Angebotspalette ist riesig, bunt und unübersichtlich. Etwa 400 Bücher sind auf dem deutschen Buchmarkt zum Thema Selbstbehandlung mit Homöopathie zu haben, doch viele von ihnen überfordern den Laien und überschätzen seine medizinischen Fähigkeiten. Hier wird jetzt keine Bücherliste veröffentlicht, sondern eine Check-Liste, die den erfolgreichen Buchkauf unterstützen möchte.

Entscheidungshilfe

Die Homöopathie ist nicht in jedem Buch verständlich erklärt.

Bücher, die tatsächlich im Krankheitsfall zu Hause eingesetzt werden können, oder aber dem Patienten helfen, sich auf eine professionelle Behandlung vorzubereiten, müssen viele Informationen zur Methode *Homöopathie* und eine ausführliche Anleitung zur Selbstbehandlung beinhalten. Ein reines Auflisten von Beschwerden und den möglichen Heilmitteln nützt niemandem, da so nie der passende Schlüssel zum Schloss gefunden werden kann. Ein gutes, vielseitiges Buch sollte klar und übersichtlich struktiert sein. Über diese Themen sollte es informieren:

Alles Wissenswerte über die Methode

Patienten, die sich zum ersten Mal homöopathisch behandeln lassen möchten, müssen die Prinzipien der Homöopathie kennen lernen, damit sie die Behandlung unterstützen können, aber auch wissen, worauf sie sich einlassen.

Der Patient soll wissen, wie eine homöopathische Fallaufnahme abläuft, und welche Informationen er als Patient an den Behandler weitergeben muss; was während einer homöopathischen Behandlung gestattet ist und was besser unterbleibt. Schließlich ist es nicht uninteressant, etwas über Samuel Hahnemann, sein Leben, seine Zeit und seine Vorstellungen zu erfahren sowie über Erklärungsmodelle zur Wirksamkeit.

Übersicht:

Die Leser sollten alles Wissenswerte über die Homöopahtie erfahren

1. Das Ähnlichkeitsprinzip, also die individuelle Auswahl des Arzneimittels durch Vergleich von Symptomen und Arzneimittelbild auf Grund sorgfältiger Beobachtung.
2. Das Prinzip der kleinen Dosis, denn Homöopathie ist eine Impulstherapie und keine Gewaltmaßnahme.
3. Die Prinzipien des Heilungsverlaufs, nämlich bestimmte Reaktionen auf die Arzneigabe und das mögliche Wiederauftreten alter Symptome.
4. Die verschiedenen Ursachen einer mangelhaften Arzneiwirkung.
5. Enhält das Buch auch Hinweise zu den Grenzen der Selbstbehandlung?

Anleitungen zur Selbstbehandlung

Darf er es oder darf er es nicht? Die große Streitfrage, ob sich ein Laie selbst behandeln kann oder ob die Behandlung in die Hand eines professionellen Therapeuten gehört, beschäftigt eher diese als den medizinischen Laien. Sie wird immer wieder neu gestellt und ist nicht entschieden. Denn der, der krank ist, entscheidet selbst, indem er seine Behandlung einfach beginnt. Bücher gibt es, wie gesagt, in großen Mengen, und die Medikamente sind in Apotheken frei käuflich.

Also ist eines der wichtigsten Elemente eines guten Patientenratgebers das Aufzeigen der Grenzen der Selbstbehandlung und die Warnung vor der Überschätzung der eigenen Möglichkeiten. Autoren, die zur grenzenlosen Anwendung homöopathischer Arzneien in allen Lebenslagen raten, haben ihre Verantwortung nicht begriffen.

Aufbau

Die meisten dieser Bücher sind dreigeteilt: Sie haben eine theoretische Einführung, die auch allgemeine Angaben zur Dosierung und Einnahme enthält, es folgt eine Auflistung von Beschwerde- oder Krankheitsbildern mit entsprechenden Arzneivorschlägen und

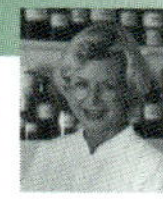

schließlich eine alphabetische Zusammenstellung der erwähnten Arzneimittel mit ihren Charakteristika.

Grundlagen

Dieses Kapitel sollte das Ähnlichkeitsprinzip erklären, auf die Bedeutung einer guten Selbstbeobachtung hinweisen und allgemeine Einnahmevorschriften aufzeigen. Letzteres muss unbedingt klarstellen, dass

1. in der Regel nur akute Beschwerden selbst behandelt werden können,
2. die Potenz nicht zu hoch gewählt werden soll. Potenzen über D oder C30 gehören nicht in die Hand des Laien, die C12 erscheint am besten,
3. die Einnahme nur wiederholt wird, wenn die erste Gabe gewirkt und ausgewirkt hat,
4. in dringenden Fällen die so genannte Wasserglas-Methode möglich ist mit wiederholter Einnahme nach Auflösen und ständig erneuter Potenzierung durch Verrühren,
5. während der Behandlung keine Selbstbehandlung ohne Absprache mit dem Behandler durchgeführt werden darf.

> **WICHTIG**
>
> *Bücher, die generell nur eine Arznei pro Beschwerde aufführen, sind schlichtweg unseriös.*

Symptombilder

Beschwerden, die einer Selbstbehandlung zugänglich sind, also akut auftreten und nicht Symptome einer chronischen Erkrankung sind, werden in diesem Kapitel alphabetisch oder nach Organbereichen geordnet abgehandelt. Eher ungünstig sind Diagnosenamen, wie zum Beispiel Migräne, viel besser sind Symptombezeichnungen, etwa Kopfschmerzen. Die Beschreibungen müssen unterschiedliche Symptombilder differenzieren, sonst ist keine individuelle Auswahl der Arzneien möglich. Symptombeschreibungen, die nur auf ein einziges Mittel verweisen, lassen keine Wahl und sind für die Homöopathie ungeeignet.

Wenn es also heißt: „Die beste homöopathische Schlafarznei ist Ambra D3, 3 x 1 täglich oder 1 Gabe vor dem Schlafengehen“, oder bei Prostatavergrößerung: „Alte und junge Männer sprechen zu-

WICHTIG

Idealerweise behandelt das Buch Ihrer Wahl Symptombilder und Arzneibilder, um so die Wahl des Mittels überprüfbar zu machen.

nächst gut auf eine Kur mit Sabal D1, 3 x 5 Tropfen täglich an, die sechs Wochen lang durchgeführt werden sollte", könnte dies zu einem unhomöopathischen Gebrauch der erstbesten Arznei verleiten. Bei jeder Beschwerde muss das homöopathische Mittel individuell ausgewählt werden.

Arzneimittelbilder

Der letzte Schritt vor Anwendung des Arzneimittels, nach Erfassen des individuellen Beschwerdebildes und der Repertorisation, ist die Überprüfung anhand eines möglichst umfassenden Arzneimittelbildes. Hierfür ist dieses Kapitel notwendig, um eine vorschnelle Entscheidung zu verhindern. Die Auswahl der besprochenen Arzneimittel – besonders eine eventuelle Empfehlung für eine Hausapotheke – sollte nicht zu groß sein. Mehr als etwa 25 bis 30 Mittel für den Anfang, und 60 Mittel für Fortgeschrittene, sind unübersichtlich und für eine Selbstbehandlung nicht empfehlenswert.

Spezielle Ratgeber

Alle genannten Kriterien gelten auch für die Spezialliteratur. Es gibt Reisefibeln, Notfallbücher, Sportratgeber, Bücher für Frauenkrankheiten und für die Behandlung von Babys und Kindern und vieles mehr. Vor allem in Büchern, die sich mit der Behandlung von Kindern beschäftigen, müssen die Grenzen der Selbstbehandlung sehr eng gesteckt sein. Bei jedem Beschwerdebild muss aufgeführt sein, in welchen Fällen der Arzt oder die Ärztin befragt werden muss.

Gefahren der Selbstbehandlung

Da die Selbstbehandlung nicht immer risikolos ist, sollte ein guter Patientenratgeber eben auch auf die Gefahren der Selbstmedikation hinweisen:

- Die eigenen Möglichkeiten dürfen nicht überschätzt werden, um gefährliche Krankheitsverläufe zu verhindern.
- Ein häufiger Mittelwechsel ist zu vermeiden, weil er oft eine undurchschaubare Überlagerung der Krankheitssymptome mit Arzneisymptomen zur Folge hat.

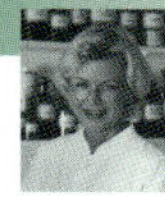

- In eine laufende Behandlung darf nicht „hineingepfuscht" werden, um nicht die bisherige Mittelwirkung zu stören.
- Zu hohe Potenzen können unerwünschte Langzeiteffekte haben.

WICHTIG

Prüfen Sie Ihr Buch an dem Kapitel über Impfungen. Es ist ein Schlüsselkapitel für weitere Informationen, die der Autor gibt.

Nicht alle Bücher sind ihr Geld wert

Papier ist geduldig, doch das sollte der Leser oder die Leserin nicht mit jedem Buch sein. Deshalb sollten Ratgeber erst gar nicht gekauft werden,

- die die Homöopathie und ihre Besonderheiten nicht erklären,
- die die eigenständige Behandlung von chronischen Krankheiten nahe legen,
- die nicht auf gefährliche Krankheitsverläufe und die nötige Konsultation des Arztes oder der Ärztin hinweisen,
- die starre Dosierungsanweisungen nach dem Muster 3 x täglich geben oder Hochpotenzen empfehlen,
- die unübersichtlich viele Arzneimittel aufführen,
- die Arzneimittelbilder nicht beschreiben und die
- die Grenzen der Homöopathie nicht aufzeigen, also zum Beispiel ihre prophylaktische Anwendung an Stelle von Impfungen empfehlen.

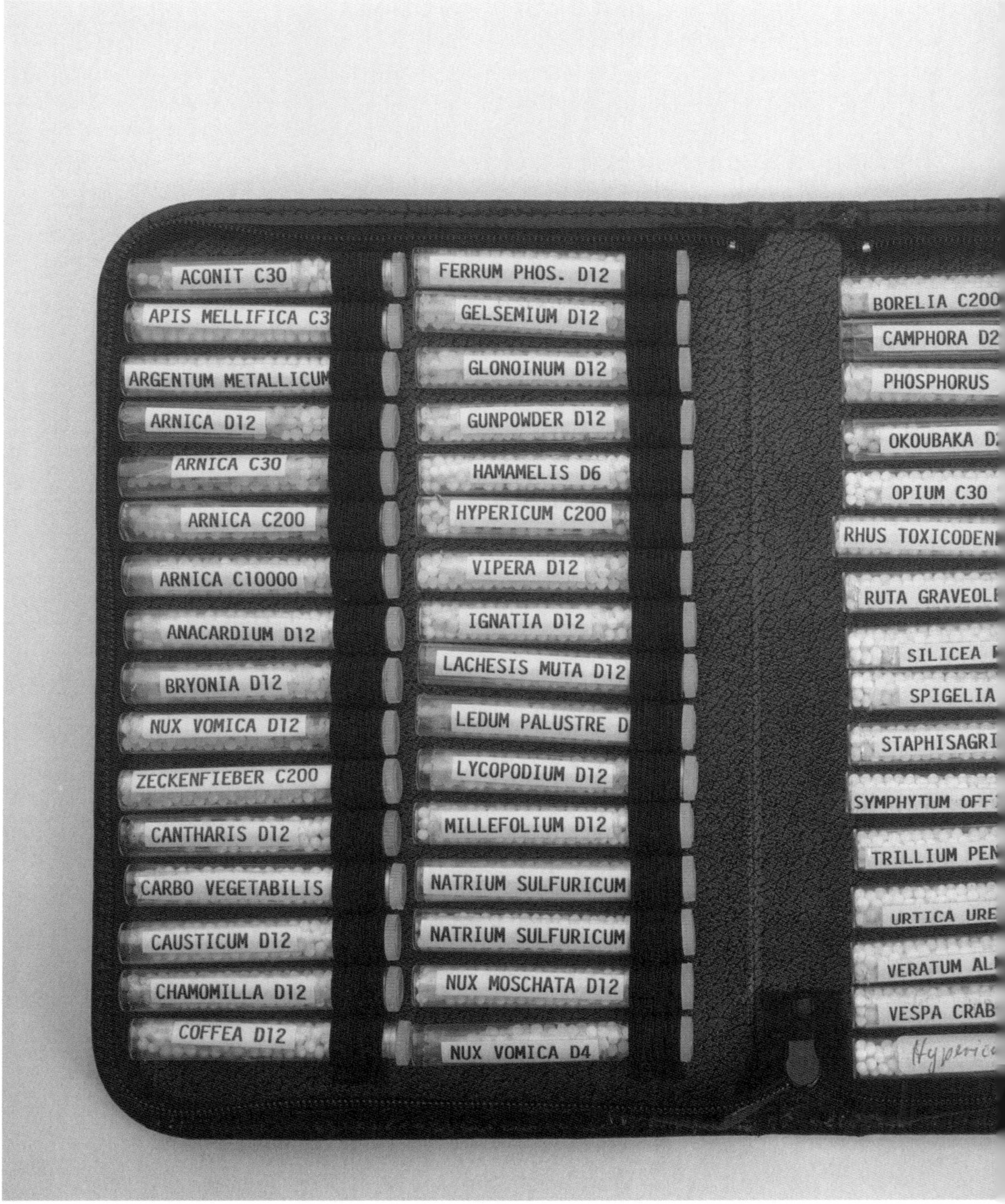
ACONIT C30
APIS MELLIFICA C3
ARGENTUM METALLICUM
ARNICA D12
ARNICA C30
ARNICA C200
ARNICA C10000
ANACARDIUM D12
BRYONIA D12
NUX VOMICA D12
ZECKENFIEBER C200
CANTHARIS D12
CARBO VEGETABILIS
CAUSTICUM D12
CHAMOMILLA D12
COFFEA D12
FERRUM PHOS. D12
GELSEMIUM D12
GLONOINUM D12
GUNPOWDER D12
HAMAMELIS D6
HYPERICUM C200
VIPERA D12
IGNATIA D12
LACHESIS MUTA D12
LEDUM PALUSTRE D
LYCOPODIUM D12
MILLEFOLIUM D12
NATRIUM SULFURICUM
NATRIUM SULFURICUM
NUX MOSCHATA D12
NUX VOMICA D4
BORELIA C200
CAMPHORA D2
PHOSPHORUS
OKOUBAKA
OPIUM C30
RHUS TOXICODEN
RUTA GRAVEOL
SILICEA
SPIGELIA
STAPHISAGRI
SYMPHYTUM OFF
TRILLIUM PEN
URTICA URE
VERATUM AL
VESPA CRAB

Auf einen Blick

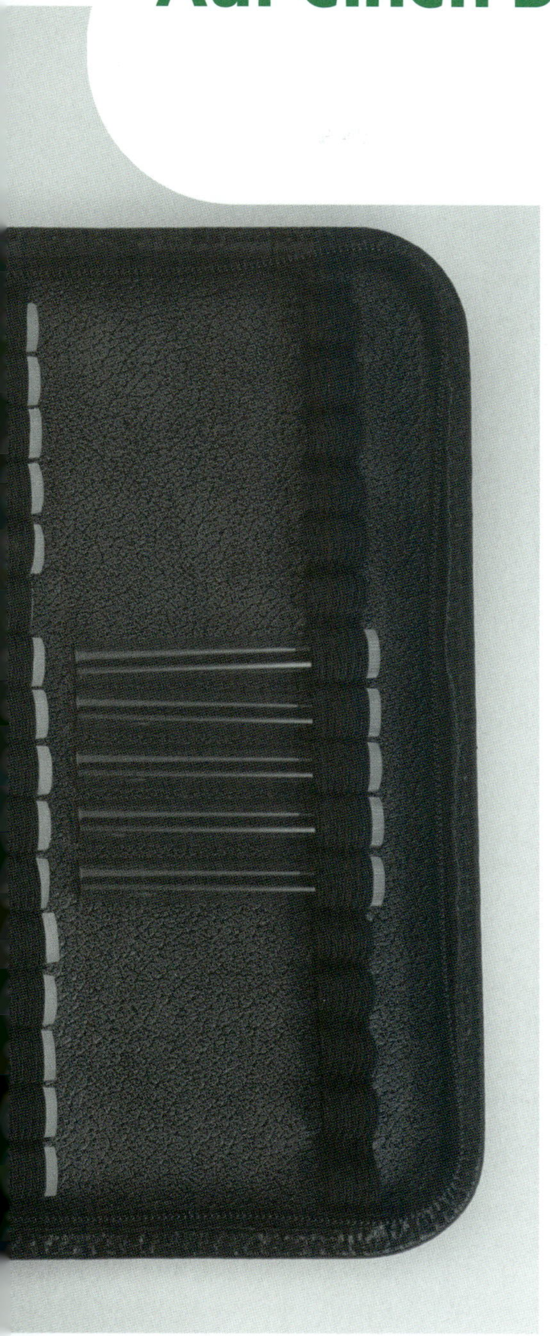

Individuell zusammengestellt oder von der Stange – eine homöopathische Haus- oder Reiseapotheke sollte in keinem Haushalt fehlen.

Homöopathische Haus- und Reiseapotheke

Die Selbstbehandlung mit homöopathischen Arzneimitteln erfreut sich einer großen Beliebtheit. Für die erfolgreiche Behandlung zu Hause oder auf Reisen werden grundlegende Kenntnisse der Methode, Sorgfalt und Vorsicht, ein gutes Buch zur Anleitung und ein Grundstock von Arzneimitteln benötigt. Eine Hausapotheke hat aber auch den Zweck, dass viele Arzneimittel schnell zur Verfügung stehen, wenn sie verordnet werden. Oft ist die Notdienst-Apotheke nicht einfach zu erreichen und nicht jede hat dann das homöopathische Mittel auf Lager.

Was braucht man auf Reisen?

In die Reiseapotheke gehört, was sich in der Familie bisher bewährt hat.

Die grundsätzliche Frage, welche Arzneimittel in jede Hausapotheke gehören, ist gar nicht leicht zu beantworten. Die Homöopathie ist eine individuelle Medizin. Auch häufige Krankheiten und Beschwerden werden mit ganz unterschiedlichen Mitteln behandelt, eben individuell aufgrund der charakteristischen Symptome des einzelnen Patienten. Insofern hat jedes Haus – wenn nicht jeder – seine eigene Hausapotheke. Alle einmal verordneten Mittel gehören hinein; ihr Anwendungsbereich ist aus früherer Erfahrung teilweise bekannt, man weiß in etwa, wann und wie sie anzuwenden sind, und: Was früher einmal geholfen hat, ist bei ähnlichen Beschwerden immer in der engeren Wahl.

Die Alternative ist die fertig zusammengestellte homöopathische Hausapotheke aus der Apotheke. Es gibt sehr viele verschiedene und oft sind sie für bestimmte Anwendungsgebiete – etwa für die Geburtshilfe, Kinderheilkunde oder auch für Kleintiere – zusammengestellt worden. Jede dieser Hausapotheken hat ihre besondere Auswahl bei Mitteln und Potenzen, somit ihre Vor- und Nachteile. Keine hat leere Plätze für die individuelle Ergänzung, die aber sehr wichtig sind. Also bleibt die Möglichkeit, sich ein leeres Etui mit leeren Fläschchen zuzulegen, die nach und nach aufgefüllt werden.

In welcher Potenz sollen die Arzneien sein?

Zur Auswahl der Potenz – so unterschiedlich sie von einzelnen Ärzten gehandhabt wird – gibt es einfache Prinzipien: Niedrige Potenzen – bis D8 oder C4 – von giftigen Grundstoffen, dies sind zum Beispiel Phosphor, Arsen oder Mercurius, sind zu meiden. Eine Reihe von Mitteln gibt es in Globuli erst ab D10 oder C10, zum Beispiel Ferrum phosphoricum, Hepar sulfuris, Mercurius solubilis oder Phosphor. Hohe Potenzen ab D30 oder C30 wirken tief und lange und werden in der Regel bei chronischen Krankheiten angewendet, sind also für die Selbstbehandlung gar nicht geeignet. Der Deutsche Zentralverein homöopathischer Ärzte (DZVhÄ) empfiehlt für die Hausapotheke die Potenz C12 für alle Arzneien.

Empfohlene Potenz

Für die Haus- und Reiseapotheke empfiehlt der DZVhÄ die Potenz C12.

Empfehlung des DZVhÄ – 25 Basismittel

Mit 25 Mitteln für die Basisausstattung ist eine Haus- oder Reiseapotheke für den Anfang gut bestückt. Wer sich schon sehr sicher im Umgang mit homöopathischen Arzneien fühlt, für den sind noch einige Ergänzungsmittel aufgeführt. Hier zunächst die empfohlenen Mittel mit einer Kurzcharakteristik:

Zeichenerklärung für die Modalitäten

< heißt verschlechtern durch ...
> heißt verbessern durch ...

Bitte beachten:

Aconitum napellus – Sturmhut

Aconitum ist in erster Linie ein Fiebermittel, das zu Beginn einer Erkrankung seine Hauptindikation hat. Nach spätestens zwei Stunden sollte eine Besserung eingetreten sein, sonst ist das Mittel meist nicht mehr angezeigt. Die Symptome sind plötzlich auftretend und heftig als Folge von kaltem Wind, trocken-kaltem Wetter oder Schock, wenn man „den Tod vor Augen" hatte. Die Haut ist trocken, rot, brennend. Starke Unruhe und Ängstlichkeit. Der Rachen ist rot, Mundtrockenheit und Durst auf kaltes Wasser.

- < nachts, im warmen Zimmer, kalter, trockener Wind; > im Freien

Apis mellifica – Honigbiene

Oft bei Nesselsucht, eben bei Beschwerden, die denen eines Bienenstichs ähneln, Stiche von Insekten, brennende, stechende Schmerzen. Wenn mehrere Bienen gleichzeitig stechen, entstehen Kopfschmerzen, Schüttelfrost, Übelkeit, Unruhe, Krämpfe, also hilft hier auch Apis.

- < Wärme, Berührung; > Kälte

Verletzungsmittel Arnica

Arnica sollte in keiner Haus- und Reiseapotheke fehlen. Es gilt als das erste Mittel nach jeder Verletzung.

Arnica montana – Bergwohlverleih, Fallkraut

Arnica ist das Verletzungsmittel erster Wahl, auch nach Operationen, stoppt innere und äußere Blutungen. Gefühl, alles sei wie zerschlagen, will in Ruhe gelassen werden.

- < Berührung, Bewegung, Erschütterung, feuchte Kälte; > Liegen

Arsenicum album – weißes Arsenik

Das Mittel wirkt tief auf alle Organe. Der Patient ist erschöpft, aber ruhelos. Arsenik u. a. bei Magenbeschwerden nach dem Genuss verdorbener Nahrungsmittel, starker Durchfall und Erbrechen, brennende Schmerzen, großer Durst, es wird aber nur in kleinen Schlucken getrunken, wärmebedürftig.

- < nachts, Ruhe, Kälte, frische Luft, Berührung; > trockene Wärme, kaltes Wasser, Milch

Belladonna – Tollkirsche

Die Beschwerden kommen plötzlich und heftig und enden oft genauso schnell wieder. Zusammen mit Aconit das Hauptfiebermittel: Die Röte ist dunkler, Schmerzen mehr pulsierend, Haut schwitzt mehr. Psychisch weniger ängstlich-unruhig als bei Aconit, mehr betäubt, glasige Augen, Wutanfälle.

- < Bewegung, Berührung, Lärm, Licht, Kälte; > Ruhe

Bellis perennis – Gänseblümchen

Nach Arnica ist Bellis das Verletzungsmittel, vor allem, wenn tiefe Muskeln oder innere Organe betroffen sind, nach Schlag, Stoß oder

Sturz. Der Patient fühlt sich wie zerschlagen, der Schmerz ist eher wie gequetscht oder hämmernd.

- < Kälte; > keine Angaben

Bryonia alba – Zaunrübe, Gichtrübe

Dieses Mittel hilft bei vielen schmerzhaften Erkrankungen, wenn der Schmerz stechend ist, die Erkrankung sich langsam entwickelt. Der Kranke hält den betroffenen Körperteil gern fest. Großer Durst, trockene Schleimhäute.

- < die kleinste Bewegung, Berührung; > absolute körperliche und geistige Ruhe, im warmen Zimmer, Druck, Ruhe

Cantharis vesicatoria – Spanische Fliege

Blasenentzündungen mit unerträglichem, ständigem Harndrang, Krämpfe, der Harn brennt. Hautausschläge mit Blasenbildung, Verbrennungen, Schmerzen wie roh und wund. Der Patient ist nervös und reizbar.

- < Berührung, Trinken; > Wärme

Chamomilla – echte Kamille

Typisch ist die Überempfindlichkeit bei Schmerzen. Vor allem akute Erkrankungen im Kindesalter werden mit der Kamille behandelt. Es ist ein bewährtes Mittel bei Zahnungsbeschwerden, Ohrenentzündung, Koliken und Durchfall. Kinder sind jähzornig, launig, gereizt, man kann ihnen nichts recht machen, sie wollen ständig herumgetragen werden. Eine Wange ist rot, die andere blass.

- < nachts, Ärger, Wärme, Wind; > herumgetragen werden, lokale Wärme

Haben Sie kleine Kinder?

Dann denken Sie daran, Chamomilla in Ihrer Hausapotheke aufzufüllen.

Colocynthis – Koloquinte, Bittergurke

Diese Arznei hat sich bewährt bei Magenkoliken und Hexenschuss. Die Beschwerden sind krampfartig und treten meistens nach Ärger auf.

- < Ärger, nachmittags; > Druck, Zusammenkrümmen, Wärme

Eupatorium perfoliatum – Wasserhanf, „Bone-setter"

Kommt vor allem bei grippalen Infekten zum Einsatz, starke Knochenschmerzen, die bei Fieber auftreten. Typisch sind auch starke Rücken- und Gliederschmerzen, man fühlt sich wie zerschlagen. Schwäche, Erschöpfung.

- < morgens bis 9 Uhr, Bewegung, kalte Luft; > keine Angaben

Ferrum phosphoricum – Eisenphosphat

Dies ist ein wichtiges Fiebermittel, besonders bei Jugendlichen. Die Symptomatik verläuft milde, aber auch langwierig. Ein Anfangsmittel, bis spezielle Symptome auftreten. Das Fieber tritt schnell auf, ist aber nicht mit Angst und Unruhe verbunden.

- < Berührung, Bewegung, nachts von 4–6 Uhr; > keine Angaben

Gelsemium bei Wetterwechsel

Es wäre schade um den Urlaub, würden krampfartige Beschwerden bei einem Wetterwechsel mit einer schwülen Komponente Sie davon abhalten zu entspannen.

Gelsemium sempervirens – gelber wilder Jasmin

Mittel bei einer so genannten Kopfgrippe, die Beschwerden entwickeln sich nur langsam, dumpfe Schmerzen steigen vom Nacken über den Kopf bis zur Stirn. Ausgelöst häufig durch feuchtes Wetter, Aufregung oder Lampenfieber. Allgemeine Schwäche, Zittern, Benommenheit.

- < Aufregung, schlechte Nachrichten, vormittags, Sonne; > Hochlagerung des Kopfes, Schließen der Augen, Wasserlassen

Hepar sulfuris – Mischung aus Austernschalenkalk und Schwefel

Ein Eiter- und Entzündungsmittel. Die Patienten schwitzen stark und sind sehr empfindlich gegen Zugluft, aber auch gegen Kälte, Lärm und starke Gerüche und sind sehr missmutig. Die entzündeten Stellen schmerzen, betroffen sind Haut und Schleimhäute.

- < Kälte, trockene, kalte Luft, Zugluft; > Körper muss zugedeckt sein, feuchtes Wetter, Wärme

Hypericum perforatum – Johanniskraut

Das Hauptmittel bei Nervenverletzungen und Nervenschmerzen, etwa Quetschung der Fingerspitzen, Sturz auf das Steißbein, Wirbelsäulenverletzung. Unerträgliche Schmerzen, die den ganzen Nerv entlang strahlen, Taubheitsgefühl im betroffenen Gebiet.

- < Berührung, Erschütterung, Bewegung, Anstrengung, Kälte; > keine Angaben

Lachesis – Gift der Buschmeisterschlange

Das Mittel hilft bei akuten Beschwerden, vor allem bei Bissen und Stichen, außerdem bei Entzündungen, die auf der linken Körperseite beginnen. Typisch ist die blau-violette Verfärbung der betroffenen Haut, kleine Wunden bluten sehr stark, das Blut ist dunkel.

- < Wärme, Schlaf; > frische Luft, wenn sich das Sekret löst

Ledum – wilder Rosmarin

Wilder Rosmarin ist ein wichtiges Mittel nach Stichverletzungen oder Bissen. Typisches Merkmal ist, dass sich die Beschwerden durch Kühlen bessern, obwohl sich die verletzten Körperstellen kalt anfühlen.

- < nachts, Bewegung; > kühlen

Nux vomica – Brechnuss

Die Brechnuss wird oft bei einem Kater angewendet, bei Erkältungen oder nach einer Narkose. Der Patient fühlt sich wie vergiftet, vor allem nach dem Genuss von zu viel Alkohol, Kaffee oder Nikotin. Auffallende Überempfindlichkeit, Reizbarkeit und Aggressivität. Ärger ist häufig der Auslöser, auch Schlafmangel oder Stress.

- < Kälte, morgens, nach dem Essen, geistige Anstrengung; > Wärme, Ruhe, abends

Erkältet?

Erkältet nach metereologischem Durcheinander oder als Folge von kaltem, aber klarem und trockenem Wetter? Dann hilft in vielen Fällen Nux vomica.

Phosphor – gelber Phosphor

Der Patient, der Phosphor benötigt, ist sehr empfindsam und erschöpft. Er reagiert auf Reize leicht über. Das Mittel wird häufig bei Halsentzündungen, Husten, Blutungen, Kopfschmerzen und Schwindel verordnet. Die Schmerzen werden als brennend empfunden, großer Durst auf kalte Getränke.

- < auf der linken Seite liegen, abends, Anstrengung; > Schlaf, Essen

Phytolacca – Kermesbeere

Dieses Mittel hilft bei schmerzhaften Entzündungen mit Rötung, Verhärtung, die in andere Regionen ausstrahlen, zum Beispiel bei einer Brustentzündung oder bei Zahnungsschwierigkeiten. Der Schmerz kommt und geht plötzlich wieder, vor allem die rechte Körperseite ist betroffen.

- < Bewegung, nachts, nasskaltes Wetter; > keine Angaben

Pulsatilla pratensis – Kuhschelle oder Küchenschelle

Pulsatilla

Auf Seite 71 bis 73 wird Pulsatilla als Konstitutionsmittel vorgestellt, wobei besonders die psychischen Symptome beschrieben sind.

Es ist ein sehr vielseitiges Mittel, deshalb müssen die Bedürfnisse und das Verhalten des Patienten sehr genau beobachtet werden. Der Patient ist sehr durstig, braucht kühle Luft und frische Luft und leidet eher am späten Abend unter den Symptomen, die erst um Mitternacht nachlassen. Der Erkrankte ist ängstlich, weinerlich, will nicht alleine sein und braucht viel Trost, kann bitterlich weinen. Anwendungsgebiete sind unter anderm Ohrenschmerzen, Schnupfen, Bauchschmerzen und Zahnschmerzen. Entzündungen sind durch gelbliche, milde Absonderungen charakterisiert.

- < Wärme, abends, fettes Essen; > frische Luft, Trost und Zuspruch, Bewegung draußen

Rhus toxicodendron – Giftsumach, Gifteiche

Dies ist das Hauptmittel bei Zerrung, Verstauchung, Überanstrengung, Hexenschuss, bei Schmerzen am Bewegungsapparat. Typisch ist, dass es nach starkem Schwitzen und Abkühlung zu den Schmerzen kommt. Der Patient ist unruhig, kann trotz Schmerzen nicht still sitzen.

- < kaltes, feuchtes Wetter, Ruhe, Durchnässung; > Bewegung, Wärme, heiße Bäder, hart liegen

Ruta – Weinraute

Sind Sehnen, Knochenhaut und Augen überanstrengt oder geprellt hilft Ruta, die einen Bezug zum Bindegewebe hat. Die Stellen fühlen sich an wie zerschlagen, der Verletzte ist unentschlossen, unzufrieden und kann misstrauisch sein.

- < kaltes, feuchtes Wetter, Ruhe; > keine Angaben

Staphisagria – Stephanskraut

Bei Schnittverletzungen – auch bei seelischen Verletzungen – sollte man sofort Staphisagria geben. Die Schmerzen sind schneidend. Kann auch nach Operationen den Heilungsverlauf unterstützen. Der Patient unterdrückt Ärger, ist introvertiert und kann sich nicht gegen eine Demütigung wehren.

- < Ärger, Kummer; > keine Angaben

Symphytum – Beinwell

Bei Verletzungen des Knochens oder Knochenhaut hilft Beinwell. Aber auch bei einer Prellung der Augen. Es mindert die Schmerzen und unterstützt die Heilung. Der Schmerz ist stechend.

- < Anstrengung; > keine Angaben

Erweiterung für Fortgeschrittene

Wer sich schon sehr sicher im Umgang mit homöopathischen Arzneimitteln fühlt, dem seien hier weitere Mittel für die Hausapotheke empfohlen:

Allium cepa – Küchenzwiebel

Bei Erkältungskrankheiten, die durch feuchtes, nasskaltes Wetter ausgelöst wurden. Scharfes, wund machendes Nasensekret, milder Tränenfluss, bellender Husten mit Heiserkeit und gereiztem Kehlkopf. Übel riechende Blähungen und starker Harndrang.

- < in warmen Räumen; > im Freien

Parallelen

Jeder kennt die Wirkweise der Küchenzwiebel: laufende Nase, tränende Augen. Diese homöopathische Arznei eignet sich besonders, sich nochmals die Übereinstimmung zwischen Beschwerdebild und Arznei klarzumachen.

Camphora – Kampher

Bei krampfartigen Bauchschmerzen, Durchfall mit großer Schwäche. Der Körper ist sehr kalt, aber der Patient möchte sich nicht zudecken lassen.

- < Kälte, nachts, Bewegung; > Schweiß

Causticum – Ätzkalk

Dies ist ein Mittel, das bei einer Bronchitis oder bei einem krampfhaften, trockenen, hohlen Husten helfen kann. Harninkontinenz beim Lachen, Husten oder Niesen. Ätzkalk kann auch bei Hauterkrankungen eingesetzt werden: trockene Hautausschläge, Ekzeme und Warzen.

- < Kälte, trockene, kalte Luft, Zugluft; > feuchtes Wetter, Wärme

China officinalis – roter Chinarindenbaum

Berühmteste homöopathische Arznei

Hahnemann hatte mit China officinalis seinen ersten Selbstversuch unternommen, den so genannten Chinarindenversuch.

Dies ist ein vielseitiges Mittel. Der Kranke ist sehr geschwächt, nervös überreizt, Sinneseindrücke strengen sehr an, und er schwitzt sehr stark. Kurz: Er ist körperlich und geistig überanstrengt. Die Beschwerden kommen entweder täglich zur selben Zeit oder über einen längeren Zeitraum jeden 2., 7. oder 14. Tag.

Appetitlosigkeit im Wechsel mit Heißhunger; Verdauungsschwierigkeiten mit Blähungen und Völlegefühl und Durchfall.

- < Kälte, Zugluft, nasskaltes Wetter, Berührung, nach dem Essen, nachts; >Wärme, fester Druck

Cocculus indicus – Kockelskörner

Ähnlich wie China ist Cocculus angezeigt bei Erschöpfungszuständen nach geistiger Überanstrengung, bei Schwäche durch Schlafmangel. Wenn es einen bei jeder Bewegung schwindelt, mit Erbrechen, Übelkeit. Hilft auch bei Reisekrankheit. Übelkeit schon beim Geruch von Speisen, Durchfall, Erbrechen.

- < Fahren, Schlafmangel, Sorgen und Ärger, Essen, Tabak; > keine Angaben

Drosera rotundifolia – rundblättriger Sonnentau

Trockener, bellender, hohler, krampfartiger Husten, dabei stechende Schmerzen in der Brust, Würgereiz, auch Erbrechen und Nasenbluten.

- < nach Mitternacht; > keine Angaben

Ignatia amara – Ignatiusbohne

Dies ist das Mittel, das bei Traurigkeit zum Einsatz kommt. Etwa Kummer nach einer Kränkung oder Enttäuschung, über die man nicht hinweg kommt. Aber auch starke Wechselhaftigkeit der Stimmung von Heiterkeit zu Melancholie. Wutausbrüche aus geringem Grund. Hysterie; Migräne.

- < Berührung, Zigarettengeruch, Kaffee, morgens; > Essen

Beachten Sie

Ignatia ist das Mittel der Wahl, wenn bei Übelkeit schwer verdauliche Nahrung besser vertragen wird als leichte Speisen.

Ipecacuanha – Brechwurzel

Übelkeit als Dauerzustand mit Erbrechen ohne Besserung, auch als Begleiterscheinung bei anderen Erkrankungen. Gelber, wässriger Durchfall. Trockener Husten mit Rasseln; Bronchitis, Keuchhusten.

- < Bewegung, sehr kalte oder sehr warme Temperaturen; > keine Angaben

Kalium bichromicum – Kaliumbichromat

Entzündungen der gesamten Atemwege mit zähem grünem Schleim.

Nervenschmerzen am gesamten Körper, sie tauchen plötzlich mal hier und mal dort auf und verschwinden wieder.

- < Kälte, morgens; > Wärme

Sepia – Tintenfisch

Dies ist eines der bedeutendsten Frauenmittel. Als Typ wird sowohl die sportliche Karrierefrau als auch die erschöpfte Hausfrau beschrieben.

Allgemeine Erschöpfung und hormonell bedingte Depressionen. Kopfschmerzen und Schwindel. Leeregefühl im Magen, Appetit auf Saures. Chronische Hautausschläge, Rückenschmerzen. Kalte Hände und Füße und übelriechender Schweiß.

- < vor und während der Monatsblutung, Geschlechtsverkehr, Kälte; > Bewegung, körperliche Anstrengung, frische Luft

Sulfur – sublimierter Schwefel

Das ist eine Arznei mit einem sehr großem Arzneimittelbild.

Langwieriges Fieber, wird nur langsam gesund, die Schleimhäute sind rot und schmerzen brennend. Magenprobleme, vormittags flaues Gefühl im Magen, Durchfall, der morgens zum Aufstehen aus dem Bett zwingt, nachts heiße Füße; leichter Schlaf; trockene, unreine Haut, juckende Hautausschläge.

- < Waschen, Bettwärme, Stehen, vormittags, Ruhe; > trockenes, warmes Wetter, langsame Bewegung

Tartarus stibiatus – Brechweinstein

Bronchitis mit zähem Schleim, der nicht abgehustet werden kann, rasselndes Geräusch, große Erschöpfung, Müdigkeit, Kreislaufschwäche, kalter Schweiß.

Akute Magen-Darm-Schwierigkeiten mit ständiger Übelkeit, Erbrechen und Durchfall, Erschöpfung.

- < Wärme; > Sitzen

Bewährte Indikationen homöopathischer Arzneimittel in Flussdiagrammen

Gerhard Bleul

Akute Beschwerden oder Krankheiten können – wenn sie nicht schwer wiegend sind – selbst behandelt werden. Voraussetzung ist eine gute Beobachtungsgabe und eine kleine Hausapotheke. Chronische Krankheiten, die länger anhalten (wie z.B. eine rheumatische Entzündung) oder öfters wiederkehren (wie z.B. Heuschnupfen oder Migräne), eignen sich nicht zur Selbstbehandlung. Sie erfordern gründliches medizinisches Wissen, genaue Arzneikenntnisse und Erfahrung in der homöopathischen Methode, wie sie nur Therapeuten mit entsprechender Ausbildung und eigener Praxis haben können.

Wenn sich unter der Selbstbehandlung die akuten Beschwerden nicht in kurzer Zeit bessern, muss ein Arzt hinzugezogen werden.

Die folgenden Behandlungshinweise beziehen sich nur auf etwa 40 Arzneimittel. Damit ist die Auswahl stark beschränkt und natürlich unvollständig. Wenn die Beschwerden in den Diagrammen nicht deutlich wiederzufinden sind oder sich ein Arzneimittel so nicht erschließt, sollte ein erfahrener Therapeut befragt werden.

Beschwerden			Präparat*
Augen-Bindehautentzündung	ohne Absonderung	durch (kalten) Wind	Acon.
		mit Fließschnupfen	Ars.
		mit Stockschnupfen	Nux-v.
	wässrige Absonderung	mild	All-c.
		scharf	Euphr.
	eitrige Absonderung	und entzündete Lidränder	Arg-n.
		besser im Freien	Puls.
		besser in Wärme	Hep.
	Verhärtung (Gerstenkorn)	mit Absonderung	Puls.
		ohne Absonderung	Staph.

Beschwerden			Präparat
Bauchkoliken (nur für die erste Hilfe)	durch Eis	Trost bessert	Puls.
		Wärme bessert	Ars.
	durch verdorbene Nahrung	ruhelos, ängstlich	Ars.
	durch zu viel Essen und Alkohol	Wärme bessert, mürrisch	Nux-v.
	durch Ärger	Wärme und Druck bessert	Coloc.
		Ruhe bessert	Bry.

* Abkürzungsverzeichnis siehe Seite 138

Beschwerden			Präparat
akuter Brechdurchfall	plötzlich ab Mitternacht	jeder Schluck Wasser führt zum Erbrechen	Ars.
	plötzlich ab etwa 4 Uhr	herausspritzender grünlicher Stuhl	Podo.
	immer beim Zahnen	Stuhl macht wund	Cham.
	zu anderen Zeiten	gleichzeitig Erbrechen und Durchfall	Verat.
		Wasser wird nach 5 Minuten wieder erbrochen	Phos.
		dauernde Übelkeit, Zunge rot (rein)	Ip.

Beschwerden			Präparat
Brustdrüsenentzündung	Schmerz bei Erschütterung	mit Fieber	Bell.
	Schmerz bei Berührung	mit Reizbarkeit	Bry.
		blaurote Verfärbung	Lach.
	Schmerz beim Stillen	ausstrahlend in den Rücken	Phyt.
		wandernd	Puls.

Beschwerden			Präparat
Dreimonatskoliken	nach hinten überstreckt	plötzlich nachmittags mit Gesichtsröte	Bell.
	nach vorn gekrümmt	Gegendruck bessert	Coloc.
	bäumt sich auf	Herumtragen bessert	Cham.
	schüttelt den Kopf	von 16-20 Uhr (und 4-8 Uhr)	Lyc.

Beschwerden				Präparat
fieberhafter Infekt	plötzlich	Angst, Unruhe	rotes Gesicht, beim Aufrichten blass	Acon.
			rotes Gesicht, bleibt beim Aufrichten rot	Bell.
		kaum beeinträchtigt	Gesicht wechselnd blass und rot	Ferr-p.
	allmählich	durstlos	sehr schwach mit Zittern	Gels.
			jammert, sucht Trost	Puls.
		viel Durst	will ins Bett, sehr mürrisch	Bry.
			sucht Gesellschaft	Phos.

Beschwerden			Präparat
Halsschmerzen	Beginn rechts	blassrot	Apis
		hochrot, mit hohem Fieber	Bell.
		hochrot, mit süßlichem Geruch	Merc.
		lachsrot	Phyt.
	Beginn links	blaurot	Lach.
	Beginn unbestimmt	mit Heiserkeit und trockenem Husten	Phos.
		mit eitrigem Schnupfen	Hep.
		Schlucken bessert!	Ign.

Beschwerden			Präparat
Heiserkeit	beginnt nachts	nach einem windigen Tag	Acon.
	nach Überanstrengung der Stimme	wenig Auswurf, schlimmer durch Bettwärme	Caust.
		schlimmer beim Gehen ins kühle Freie, blutiger Auswurf	Phos.
	hohler Husten	sobald er sich hinlegt	Dros.
		mit pfeifendem Atmen und Schmerz beim Schlucken	Spong.
	Schwäche	kalter Atem, Verlangen nach Frischluft	Carb-v.
	klebriger Auswurf	grünlicher Schnupfen	Kali-bi.

Beschwerden				Präparat
Husten	trocken	nach Mitternacht, mit Angst und Durst	Anfangsstadium	Acon.
			anhaltende Beschwerden	Ars.
		brennende Schmerzen	reizbar, Verlangen nach Ruhe	Bry.
			schwach, aber gut gelaunt	Phos.
		beim Hinlegen und die ganze Nacht		Dros.
		mit pfeifendem Atmen		Spong.
	mit Schleim	deutliches Rasseln beim Atmen	belegte Zunge	Ant-t.
		gelblicher Auswurf	reizbar, Verlangen nach Wärme	Hep.
			weinerlich, Verlangen nach Kühle	Puls.
		kann den Schleim nicht heraushusten		Caust.
		mit Jucken im Hals	Schwäche und kalter Atem	Carb-v.

Beschwerden			Präparat
Kopfschmerzen	nach Prellung	wie zerschlagen	Arn.
Kopfschmerzen	nach Prellung	ziehend, ausstrahlend	Hyper.
Kopfschmerzen	bei Fieber	schwach, durstlos	Gels.
Kopfschmerzen	bei Fieber	mit Angst und Unruhe	Acon.
Kopfschmerzen	bei Fieber oder durch Sonne	großer Durst, Reizbarkeit	Bry.
Kopfschmerzen	bei Fieber oder durch Sonne	linksseitig, tritt nach dem Schlaf auf	Lach.
Kopfschmerzen	bei Fieber oder durch Sonne	pochend, rotes Gesicht	Bell.
Kopfschmerzen	durch Sonne / nach geistiger Überanstrengung	Verlangen nach Frischluft und Trost	Puls.
Kopfschmerzen	nach geistiger Überanstrengung	warmes Einhüllen und Essen bessert	Sil.
Kopfschmerzen	nach geistiger Überanstrengung	schüttelt unwillkürlich den Kopf	Lyc.

Beschwerden			Präparat
Lippenherpes	Bläschen gelblich	Verhalten unruhig	Rhus-t.
Lippenherpes	Bläschen trocken	Verhalten zurückgezogen	Nat-m.
Lippenherpes	Bläschen gelblich mit Schwellung der Haut	Verhalten kritisch	Sep.
Lippenherpes	Bläschen eitrig	Verhalten reizbar	Hep.

Beschwerden			Präparat
Magenverstimmung	Übelkeit	verdorbene Speisen	Ars.
		Alkohol	Nux-v.
		Überessen	Nux-v.
		fettes Essen	Puls.
		Eiskrem	Puls.

Beschwerden		Präparat
Nasenbluten	nach Verletzung	Arn.
	während Fieber	Ferr-p.
	helle Blutung	Phos.

Beschwerden				Präparat
Ohrenschmerzen	rechts	stechend, mit Aufschreien		Apis
		pochend, mit rotem Gesicht		Bell.
		mit Reizbarkeit und einseitiger Gesichtsröte		Cham.
		mit Halsschmerzen	nachmittags	Lyc.
			nachts	Merc.
	links	plötzlich in der Nacht, nach windigem Tag		Acon.
		beginnt nach dem Schlaf		Lach.
	beiderseits	mit vorangegangenem Schnupfen		Ferr-p.
		mit gelblichem Schnupfen	weinerlich	Puls.
			reizbar	Hep.

Beschwerden			Präparat
Pseudokrupp	aus heiterem Himmel	große Angst	Acon.
	nach Erkältung mit Heiserkeit	Kehlkopf berührungsempfindlich	Spong.
	mit eitrigem Schnupfen	Reizbarkeit, Verlangen nach Wärme	Hep.

Beschwerden			Präparat
Reisekrankheit	will kalte Getränke, aber nichts essen	Zittern, Schwäche, Hinterkopfschmerz	Cocc.
	Übelkeit besser durch Essen	Schwere im Hinterkopf	Petr.
	Übelkeit durch Essensgeruch	Gefühl einer rollenden Kugel im Kopf	Sep.
	viel Würgen, Magen druckempfindlich	Gefühl wie von einem Nagel im Kopf	Nux-v.

Beschwerden		Präparat
Reizblase (ohne Nachweis von Bakterien)	durch nasse Füße	Puls.
	nach Durchnässung und Verkühlung	Dulc.
	durch äußere Reizung (z.B. Katheter)	Staph.

Beschwerden				Präparat
Rückenschmerz	bei Fieber	wie zerschlagen		Eup-per.
		braucht totale Ruhe		Bry.
		muss sich zum Umdrehen aufsetzen		Nux-v.
	Verheben	Brennen zwischen den Schulterblättern		Lyc.
		Bewegung bessert	Schweregefühl	Sep.
	Verheben / Überanstrengung	und Verkühlen	Unruhe	Rhus-t.
	Ärger	Wärme bessert		Coloc.

Beschwerden			Präparat
Schnupfen	stockend	nachts stockend, tags fließend	Nux-v.
		ständiges Schniefen	Lyc.
	wässrig	im Zimmer besser	Ars.
		im Freien besser	All-c.
	gelblich	verlangt Wärme	Hep.
		will im Freien sein	Puls.
	grünlich	zäh, feste Borken	Kali-bi.
		mit nächtlichem Schwitzen	Merc.

Beschwerden			Präparat
Schreck, Schock, Aufregung	den Tod vor Augen		Acon.
	durch eigene körperliche Verletzung		Arn.
	mit Angst	Bewegungsunruhe	Ars.
	während Fieber	mit Halluzinationen	Bell.
	vor einer Prüfung	Schwäche, geistige Leere	Gels.
		Unruhe, Durchfall	Arg-n.
		kann alles, aber traut sich nichts zu	Sil.
	durch seelische Verletzung	schwere Kränkung	Ign.

Beschwerden			Präparat
Sonnenbrand	flächig (Grad 1)	hochrot, mit Fieber	Bell.
		weint leicht, sucht Trost	Puls.
		starker Berührungs-schmerz	Bry.
	blasig (Grad 2)	bläuliche, dunkle Blasen	Lach.
		Brennen, Unruhe, besser durch kaltes Wasser	Canth.
		will nicht heilen, bricht wieder auf	Caust.

Beschwerden			Präparat
Sonnenstich	mit Kopfschmerz	große Hitze des Körpers	Bell.
		ängstlich, ohne Durst	Puls.
		Kälte des Körpers	Nat-m.
		schlimmer nach Schlaf	Lach.
	mit Kollaps	kalter Schweiß und Erbrechen	Verat.
		kalte Haut, heißer Schweiß, will Luft zugefächelt haben	Carb-v.

Beschwerden			Präparat
Windpocken	will nicht angesprochen werden	Schwäche, Zittern, Frösteln	Ant-t.
	unruhig	starker Juckreiz	Rhus-t.
	sucht Trost	nachts schlimmer, im Freien besser	Puls.
	ruhig, aber ängstlich	Fieber, rote Haut	Bell.
	unruhig und ängstlich	heftiges Brennen	Canth.
	allgemeine Kälte	aber: sucht Kühlung	Led.

Beschwerden				Präparat
Verletzung	Prellung, Schlag	Muskeln	Angst vor weiterer Verletzung	Arn.
			Gelassenheit	Bell-p.
		Sehnen	mit Schwellung	Ruta
		Knochen	Schmerz der Knochenhaut	Symph.
		Nerven		Hyper.
	Zerrung, Verstauchung	mit Schwellung		Ruta
		Besserung durch Ruhe		Bry.
	Überanstrengung	Besserung durch Bewegung		Rhus-t.
	Schnitt			Staph.
	Stich	blassrote weiche Schwellung		Apis
		hochrote harte Schwellung		Bell.
		blaurote Schwellung		Lach.
		mit Kältegefühl		Led.
	Schürfung, Quetschung	mit Zerreißung von Hautschichten		Calen.
		mit starken Nervenschmerzen		Hyper.
		mit Bluterguss		Arn.

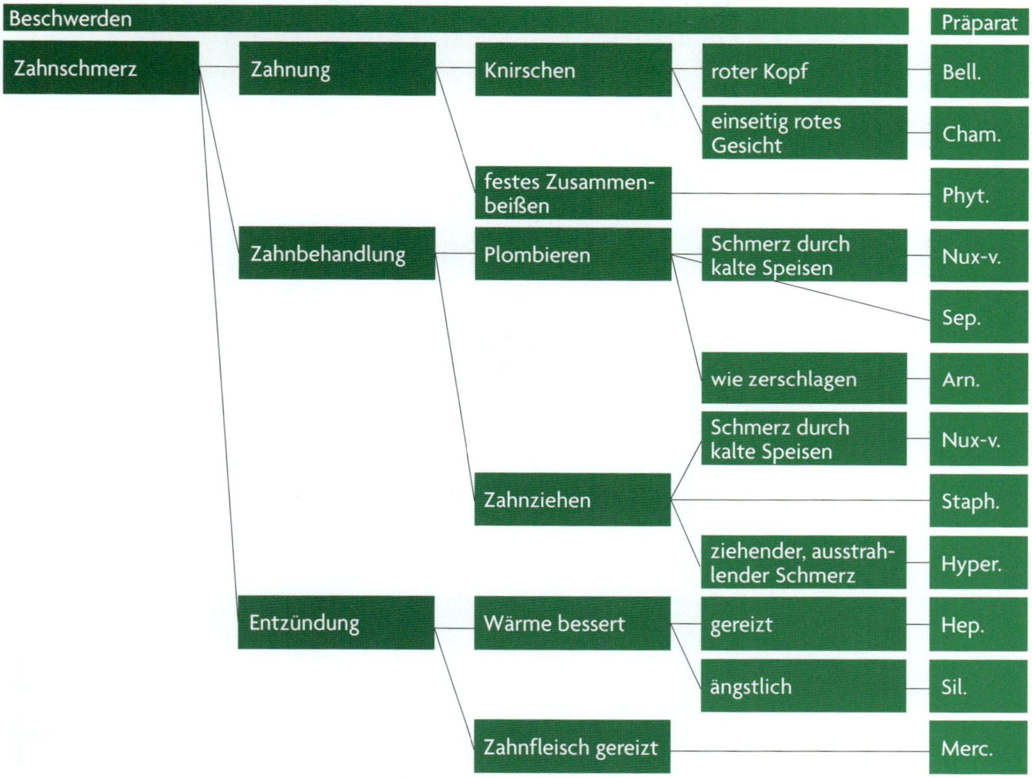
Beschwerden
Präparat
Zahnschmerz
Zahnung
Knirschen
roter Kopf
Bell.
einseitig rotes Gesicht
Cham.
festes Zusammen-beißen
Phyt.
Zahnbehandlung
Plombieren
Schmerz durch kalte Speisen
Nux-v.
Sep.
wie zerschlagen
Arn.
Schmerz durch kalte Speisen
Nux-v.
Zahnziehen
Staph.
ziehender, ausstrah-lender Schmerz
Hyper.
Entzündung
Wärme bessert
gereizt
Hep.
ängstlich
Sil.
Zahnfleisch gereizt
Merc.

Abkürzungsverzeichnis

Acon.:	Aconit	Blauer Eisenhut
All-c.:	Allium cepa	Küchenzwiebel
Ant-t.:	Antimonium crudum	Schwarzer Spießglanz
Apis:	Apis mellifica	Honigbiene
Arg-n.:	Argentum nitricum	Silbernitrat
Ars.:	Arsenicum album	Weißes Arsenik
Bell.:	Belladonna	Tollkirsche
Bry.:	Bryonia	Rotbeerige Zaunrübe
Calen.:	Calendula	Ringelblume
Canth.:	Cantharis	Spanische Fliege
Carb-v.:	Carbo vegetabilis	Holzkohle
Caust.:	Causticum Hahnemanni	Ätzstoff Hahnemanns
Cham.:	Chamomilla	Echte Kamille
Coloc.:	Colocynthis	Koloquinte
Dros.:	Drosera	Rundblättriger Sonnentau
Eup-per.:	Eupatorium perfoliatum	Durchwachsener Wasserhanf
Euphr.:	Euphrasia	Augentrost
Ferr.-p.:	Ferrum phosphoricum	Wasserhaltiges Eisen-(III)-Phosphat
Gels.:	Gelsemium	Wilder Jasmin
Hep.:	Hepar sulfuris	Kalkschwefelleber
Hyper.:	Hypericum	Johanniskraut
Ign.:	Ignatia	Ignatiusbohne
Ip.:	Ipecacuanha	Brechwurzel
Kali-bi.:	Kalium bichromicum	Kaliumdichromat
Lach.:	Lachesis	Gift der Buschmeisterschlange
Led.:	Ledum	Sumpfporst
Lyc.:	Lycopodium	Bärlapp

Merc.:	Mercurius	Quecksilber
Nux-v.:	Nux vomica	Brechnuss
Phyt.:	Phytolacca	Kermesbeere
Phos.:	Phosphorus	Gelber Phosphor
Podo.:	Podophyllum	Fußblatt, Maiapfel
Puls.:	Pulsatilla	Wiesen-Küchenschelle
Rhus-t.:	Rhus-toxicodendron	Giftsumach
Ruta	Ruta	Weinraute
Sep.:	Sepia	Tintenfisch
Sil.:	Silicea	Kieselsäure
Spong.:	Spongia	Badeschwamm
Staph.:	Staphisagria	Stephanskraut
Verat.:	Veratrum album	Weiße Nieswurz

Das ABC der Homöopathie

A

Ähnlichkeitsregel

Similia similibus curentur – Ähnliches werde durch Ähnliches geheilt. Die Ähnlichkeitsregel ist das Grundprinzip der Homöopathie. Nur das homöopathische Arzneimittel kann wirken, das in einer Prüfung am Gesunden, die Symptome hervorgerufen hat, an denen der Erkrankte leidet.

Anamnese

Die ausführliche Fallaufnahme steht am Anfang jeder Behandlung einer chronischen Erkrankung. Sie dauert etwa ein bis zwei Stunden.

Allopathie

Im Gegensatz zur Homöopathie werden in der Allopathie – sprich Schulmedizin – Arzneien verwendet, die eine der Krankheitsursache entgegengesetzte Wirkung haben. Allos = anders, pathos = Leiden.

Arzneimittelbild

Das Arzneimittelbild ist die Zusammenstellung aller körperlichen, seelischen und geistigen Symptome, die durch ein bestimmtes Arzneimittel ausgelöst werden können. Quellen für die Sammlung von Symptomen sind in erster Linie Arzneimittelprüfungen am Gesunden.

Arzneimittelprüfung

Die Prüfung homöopathischer Arzneimittel erforscht die Wirkungen des Mittels. Zu diesem Zweck nehmen gesunde Prüfer das Mittel so lange ein, bis Symptome auftreten. Sie zeichnen alle Änderungen ihres Befindens sorgfältig auf. Durch die Sammlung der Prüfungssymptome entsteht ein Bild der künstlichen Krankheit, das Arzneimittelbild.

Ausgangsstoffe

Die Ausgangssubstanzen homöopathischer Arzneimittel lassen sich in fünf Gruppen einteilen: Pflanzliche und tierische Ausgangsstoffe, anorganische und organische Stoffe und Nosoden (sterilisierte menschliche oder tierische Krankheitsprodukte).

B

Bewährte Indikationen

Bewährte Indikationen sind Therapieempfehlungen für den Hausgebrauch. Die Arzneiwahl wird verkürzt, da man sich bei vielen Mitteln auf die sehr gute Erfahrung von über 200 Jahren Homöopathie bei bestimmten Krankheitsbildern stützen kann.

Besondere Therapierichtungen

Im Sozial-Gesetzbuch-V werden die Anthroposophie, die Homöopathie und die Phytotherapie als besondere und der Schulmedizin gleichberechtigte Therapiemethoden genannt.

C

Chinarindenversuch

Hahnemanns erste Arzneimittelprüfung, die ihn zur Erforschung des Ähnlichkeitsprinzips anregte.

C-Potenz

Homöopathische Arznei, die bei jedem Herstellungsschritt im Verhältnis 1:100 verdünnt und potenziert wurde. Das C steht für centesimal = 100.

D

Darreichungsformen

Homöopathische Arzneien gibt es in Form von Globuli, Tabletten, Dilutionen, Salben und Injektionslösungen, Zäpfchen.

Deutscher Zentralverein homöopathischer Ärzte e. V. (DZVhÄ)

Der DZVhÄ wurde von Hahnemann in Köthen 1829 mit gegründet. Er ist der älteste deutsche Ärzteverein und der Berufsverband der homöopathischen Ärzteschaft.

Dilution

Dies sind flüssige Arzneien, die aus bis zu 62-prozentigem Alkohol bestehen.

D-Potenz

Homöopathische Arznei, die bei jedem Herstellungsschritt im Verhältnis 1:10 verdünnt und potenziert wurde. Das D steht für dezimal = 10.

E

Einzelmittel

Arzneien mit nur einem Wirkstoff, sie werden in der klassischen Homöopathie verwendet.

Erstverschlimmerung

Nach der Einnahme der homöopathischen Arznei können sich bestehende Beschwerden kurzzeitig verstärken oder aber alte verborgene Krankheitszeichen wieder aufflackern. Dies wird als positives Zeichen verstanden, die der Heilung vorangehen.

European Committee for Homeopathy (ECH)

Das ECH wurde 1990 von homöopathischen Ärztevereinigungen der meisten EU-Mitgliedsstaaten gegründet, um in Brüssel die Interessen der homöopathischen Ärzteschaft zu vertreten.

G

Gabe

Eine Gabe sind in der Regel zwei bis drei Globuli.

Globuli

Kleine weiße Streukügelchen aus Saccharose, die mit dem Wirkstoff gleichmäßig befeuchtet wurden.

H

Hahnemann

Dr. med. Samuel Hahnemann (1755–1843), Begründer der Homöopathie.

Heringsche Regel

Nach Constantin Hering (1800–1880) bezeichneter Heilungsverlauf einer chronischen Krankheit: Die Symptome heilen ab von oben nach unten, von innen nach außen und in umgekehrter Reihenfolge ihres Erscheinens.

Homöopathie

Die Homöopathie ist eine Arzneitherapie, die von dem deutschen Arzt Samuel Hahnemann Ende des 18. Jahrhunderts entwickelt wurde. Ihre wichtigsten Merkmale sind: Gezielte Arzneimittelwahl mit Hilfe der Ähnlichkeitsregel, die sich nach individuellen Krankheitszeichen und Persönlichkeitsmerkmalen des Patienten richtet sowie die Verwendung der Arzneimittel in potenzierter Form.

Homöopathisches Arzneibuch (HAB)

Das HAB beinhaltet die amtlichen Herstellungsvorschriften für homöopathische Arzneimittel.

K

Komplexmittel

Homöopathische Komplex- oder Kombinationsmittel sind Gemische aus verschiedenen Einzelmitteln. Sie werden aus mindestens zwei, meistens sind es fünf oder sechs, manchmal auch noch mehr verschiedenen Mitteln kombiniert, die als Einzelmittel häufig bei bestimmten Beschwerden eingesetzt werden. Komplexmittel sind in ihren Einzelbestandteilen homöopathisch geprüft, nicht jedoch als

Mischung. Sie werden wie pflanzliche oder schulmedizinische Arzneien per Indikation verordnet und nicht nach der Ähnlichkeitsregel der klassischen Homöopathie.

Konstitution

Die individuelle Veranlagung zu einer Krankheit. Das nach einer ausführlichen Anamnese gewählte Konstitutionsmittel heilt idealerweise alle Krankheiten, die eben durch diese spezielle Veranlagung entstehen, beispielsweise Allergien.

Krankheit

Ursache von Krankheit ist die verstimmte oder aus dem Lot geratene Lebenskraft, die den Nährboden für die verschiedensten Krankheiten bietet. Deshalb verschieben sich Symptome und tauchen an anderen Orten wieder auf, wenn sie nur lokal behandelt oder unterdrückt werden. Die Lebenskraft wieder ins Gleichgewicht zu setzen, die Selbstheilungskräfte des Organismus anzuregen, ist die Aufgabe der homöopathischen Arzneimittel.

L

Lebenskraft

Alle Funktionen des Organismus werden von einer Kraft, der Lebenskraft oder Dynamis, gesteuert. Diese Energie befähigt den Organismus zur Selbsterhaltung, auch zur Selbstheilung.

Liga Medicorum Homoeopathica Internationalis (LMHI)

Die LMHI wurde 1925 in Rotterdam als Weltdachverband der ärztlichen homöopathischen Berufsverbände gegründet. Das Ziel ist u. a. die weltweite Entwicklung der Homöopathie.

LM-Potenz

Homöopathische Arznei, die bei jedem Herstellungsschritt im Verhältnis 1 : 50.000 verdünnt und potenziert wurde. Diese Potenz wird auch als Q-Potenz (Quinquagiesmillesimal) bezeichnet.

Materia medica

Arzneimittellehre aller bekannten homöopathischen Arzneimittel mit komplettem Arzneimittelbild.

Mehrglasmethode

Das HAB schreibt vor, dass für jeden Potenzierungsschritt ein neues Gefäß verwendet wird. In anderen EU-Ländern kann für die gesamte Methode ein Gefäß genutzt werden, das ist die Einglasmethode.

Modalität

Die Umstände, die zu einer Verbesserung oder Verschlechterung führen, werden als Modalitäten bezeichnet.

N

Nosode

Aus sterilisierten menschlichen oder tierischen Krankheitsprodukten – verwendet werden Sekrete oder Gewebeteile – hergestellte Arzneien.

O

Organon

Das „Organon der Heilkunst“ entstand 1810 als Hahnemanns Hauptwerk zur Homöopathie.

P

Polychreste

Bezeichnung für die am häufigsten verwendeten Konstitutionsmittel.

Potenzieren

Die Potenzierung ist das Erwecken und die zunehmende Verstärkung der Heilkraft in einer zur Arznei werdenden Substanz. Dies geschieht durch Verdünnung des Ausgangsstoffes und der Zufuhr von Energie durch Verschütteln oder Verreiben. Im § 269 des Organon beschreibt

Hahnemann zu dieser Entdeckung, dass die wechselweise mechanische Verreibung einer Substanz und deren Verdünnung verborgene dynamische Kräfte einer Substanz freisetze.

Q

Q-Potenz
Siehe LM-Potenz

R

Repertorium
Verzeichnis von Symptomen und den zugeordneten Arzneimitteln, geordnet nach Regionen und Funktionen des Organismus.

S

Simile
Bezeichnung für das nach der Ähnlichkeitsregel ausgewählte individuelle Arzneimittel.

Simile-Prinzip
Siehe Ähnlichkeitsregel

Streukügelchen
Siehe Globuli

T

Trituration
Die Trituration ist eine mit Milchzucker verriebene homöopathische Arznei in Pulverform.

U

Urtinktur
Die Urtinktur ist nach HAB eine aus gleichen Teilen bestehende Mischung aus Presssaft und Äthanol.

V

Verkleppern

Bei Wiederholung der Gabe in kurzer Zeit sollte man nach der so genannten Wasserglas-Methode vorgehen: Man gibt ein bis drei Globuli in etwa 100 ml Wasser und nimmt davon jedes Mal, wenn nötig, einen Eierlöffel (kein Metall) voll ein, nachdem man zuvor kräftig umgerührt hat.

W

Wasserglas-Methode

Siehe verkleppern

Z

Zusatzbezeichnung

Nach erfolgreich abgeschlossener Weiterbildung dürfen Ärztinnen und Ärzte die Zusatzbezeichnung Homöopathie führen.

Adressen

Deutscher Zentralverein homöopathischer Ärzte e.V. (DZVhÄ)
Am Hofgarten 5
53113 Bonn
Tel.: 0228/24 25 33 0
Fax: 0228/24 25 33 1
e-mail: sekretariat@dzvhae.de
www.homoeopathie-welt.de

Homöopathische Ärztinnen und Ärzte lassen sich auf der Website des DZVhÄ schnell finden, außerdem jede Menge Informationen zur Homöopathie.

Homöopathie-Forum e.V.
Organisation klassisch homöopathisch arbeitender Heilpraktiker e.V.
Grubmühlerfeldstr. 14 a+b
82131 Gauting
Tel.: 089/89 34 14 0
Fax: 089/89 34 14 66
e-mail: Homoeopathie-forum@az-online.de
www.homoeopathie-forum.de

Auf der Website des Forums finden sich gut ausgebildete homöopathische Heilpraktiker und vieles mehr zur Homöopathie.

Homöopathie-Stiftung
Springstr. 28
06366 Köthen
Tel.: 03496/303 814
Fax: 03496/303 816
www.homoeopathie-stiftung.de

Bücher, Hausapotheken, Zubehör und vieles mehr

Sunrise Versand
Kandelstr. 5
79199 Kirchzarten
Tel.: 07661/98 80 10
Fax: 07661/98 80 29
e-mail: sunrise-versand@
t-online.de
www.sunrise-versand.de

Homöopathie Seminare & Vertrieb
Peter Irl
Neurieder Str. 8
82131 Buchendorf
Tel.: 089/89 35 63 0
Fax: 089/89 30 53 21
e-mail: info@irl.de
www.irl.de

Lansche Versand
Gewerbepark Edelweiss Nr. 2
88138 Weißensberg
Tel.: 08389/92 31 92
Fax: 08389/92 31 40
e-mail: info@lansche-versand.com
www.lansche-versand.com

Verlag Grundlagen und Praxis
Postfach 15 07
26765 Leer
Tel.: 04 91/6 18 86
e-mail: grundlagen-praxis@
t-online.de
www.grundlagen-praxis.de

Homöopathie-Versand
Dr.-Carl-v.-Linde-Str. 21
81479 München
Tel.: 089/79 11 71 7
Fax: 089/79 11 77 1
e-mail: homoeopathie@holle-online.de
www.holle-online.de

Homöo-Set
Königstr. 92–94
89165 Dietenheim
Tel.: 07347/91 90 06
Fax: 07347/91 90 07
e-mail: c.s.t.@homoeo-set.de
www.homoeo-set.de

naturmed
Aidenbachstr. 78
81379 München
Tel.: 0 89/7 49 91 56
e-mail: info@naturmed.de
www.naturmed.de

Chiron
Obere Siedlung 9
01796 Dohma
Tel.: 0 35 01/52 88 68
Fax: 0 35 01/44 19 18
www.chiron-net.de

Buchhandlung für Homöopathie
Dr. Bernd Henne
Nassauische Str. 13/14
10717 Berlin
Tel.: 030/8 73 62 52
Fax: 030/8 73 63 93
e-mail: info@buchhenne.de
www.buchhenne.de

Literaturverzeichnis

Hahnemann, Samuel: Organon der Heilkunst, Standardausgabe der 6. Auflage, bearbeitet und herausgegeben von Josef M. Schmidt, Karl F. Haug Verlag, Heidelberg 1999

Josef M. Schmidt: Taschenatlas in Wort und Bild, Karl F. Haug Verlag, Stuttgart 2001

Deutscher Zentralverein homöopathischer Ärzte: Homöopathische Haus- und Notfallapotheke; Verlag Peter Irl, Buchendorf 2001

Deutscher Zentralverein homöopathischer Ärzte: Homöopathie-Wegweiser 2002/2003, Sonntag Verlag, Stuttgart 2002

Deutscher Zentralverein homöopathischer Ärzte: Lehrbuchreihe Weiterbildung Homöopathie, Bände A–D, Sonntag Verlag, Stuttgart 2002–2003

Stichwortregister